Vistara H. Haiduk

Gesund und schlank mit Schüßlersalzen

*Stoffwechselregulation
mit Biomineralien*

Lüchow

Originalausgabe
© 2005 Lüchow Verlag, Stuttgart
in der Verlagsgruppe Dornier GmbH
Alle Rechte vorbehalten.
Umschlaggestaltung: Nies-Lamott Design, Illingen
Umschlagbild: © CORBIS
Redaktion: Anja Schmidt
Satz: Rund ums Buch – Rudi Kern, Kirchheim/Teck
Druck und Bindung: Clausen & Bosse, Leck
Printed in Germany

ISBN 3-363-03066-5
ISBN 978-3-363-03066-2

www.luechow-verlag.de

Inhalt

Einleitung 9
   Noch ein Buch zum Thema »Abnehmen«? . . . 9
   Was unterscheidet dieses Buch von
      anderen Schlankheitsbüchern? 10
   Warum nimmt der Mensch von heute zu? 11
   Wann ist ein Mensch übergewichtig? 13
   Was bewirken Diäten? 15
   Die Ernährungspyramide 17
   Essverhalten 18
   Was ist »Stoffwechsel«? 22
   Drüsen und Abnehmen – der Einfluss
      der Hormone 24
   Das metabolische Syndrom 29

Naturelle nach Huter 39
   Ernährungsnaturell 41
   Bewegungsnaturell 42
   Empfindungsnaturell 46
   Welchem Naturell entsprechen Sie
      am meisten? 48

**Grundlagen der Biochemie – Dr. Schüßlers
Lebenssalze** 53
   Der Mangel in der Zelle ist oft nicht
      nachweisbar 55
   Warum wächst der Mineralstoffbedarf? 56
   So wirken die Biomineralien 58
   Grenzen der biochemischen Heilmethode 63

Die Biomineralien und ihre Wirkung 64
   Nr. 1 Calcium fluoratum D12 64
   Nr. 2 Calcium phosphoricum D6 67
   Nr. 3 Ferrum phosphoricum D12 70
   Nr. 4 Kalium chloratum D6 73
   Nr. 5 Kalium phosphoricum D6 75
   Nr. 6 Kalium sulfuricum D6 78
   Nr. 7 Magnesium phosphoricum D6 81
   Nr. 8 Natrium chloratum D6 83
   Nr. 9 Natrium phosphoricum D6 87
   Nr. 10 Natrium sulfuricum D6 90
   Nr. 11 Silicea D12 93
   Nr. 12 Calcium sulfuricum D6 96
Ergänzungsmittel 99
   Nr. 13 Kalium arsenicum D6 100
   Nr. 14 Kalium bromatum D6 102
   Nr. 15 Kalium jodatum D6 104
   Nr. 16 Lithium chloratum D6 106
   Nr. 17 Manganum sulfuricum D6 107
   Nr. 18 Calcium sulfuratum D6 109
   Nr. 19 Cuprum arsenicosum D6 111
   Nr. 20 Kalium aluminium sulfuricum D6 112
   Nr. 21 Zincum chloratum D6 114
   Nr. 22 Calcium carbonicum D6 116
   Nr. 23 Natrium bicarbonicum D6 118
   Nr. 24 Arsenicum jodatum D6 120

Wirkung und Einnahme der Biomineralsalze .. 122
   Was unterscheidet biochemische und
     grobmolekulare Mineralien? 122
   Salz – das Gold der Erde 123
   Reaktionen auf Schüßlersalze 125
   Einnahme und Dosierung 126
   Anwendungsempfehlungen
     für die Schüßlersalze 130

    Biochemie in Nahrungsmitteln und
       Heilpflanzen 141

**Weitere Hinweise zur Ernährung und zu
Nahrungsmitteln** 155
    Wasser – unerlässlich beim Abnehmen 155
    Glykämischer Index 157
    Süß ja – Kalorien, nein danke 160
    Ein Apfel am Tag 163
    19 Ernährungsregeln: Auf Dauer gesund
       und schlank 167
    Mehr Schwung in den Tag 170

Rezepte 172

Mentalübung 183

Anhang 190
    Tabelle: Glykämischer Index und
       Glykämische Last 190
    Seminare 192
    Bezugsquellen 193
    Literaturverzeichnis und Internetadressen 194
    Zur Autorin 195
    Danksagung.......................... 196
    Stichwortverzeichnis 197

Gesundheit ist das quantitative Gleichgewicht der einzelnen Mineralsalze. Krankheit entsteht erst durch das Ungleichgewicht dieser Mineralsalze. Das Fehlen eines Salzes verursacht nicht nur körperliche Symptome, sondern auch geistige und seelische.

Dr. Schüßler, 1873

Einleitung

Noch ein Buch zum Thema »Abnehmen«?

In meiner langjährigen Arbeit mit den Biomineralien kristallisierte sich immer mehr heraus, wie eng der Mineralienbedarf des Körpers mit einer unerwünschten Gewichtszunahme bzw. einer sich stetig verschlechternden Stoffwechselsituation in Verbindung steht. Da dies in den letzten Jahren für immer mehr Patienten zum dominierenden Thema geworden ist, möchte ich Ihnen die Erfahrungen aus meiner Praxis gern weitergeben.

Da Sie gerade dieses Buch aufgeschlagen haben, tragen Sie sich offenbar mit dem Gedanken, etwas für Ihre Gesundheit zu tun und entweder Ihr Gewicht oder den Stoffwechsel – oder beides – mit Hilfe der Schüßlersalze regulieren. Es ist vermutlich nicht das erste Buch über Gewichtsregulation, das Sie hoffnungsvoll aufgeschlagen haben. Sollten Sie denken: »Nun lese ich das durch, und dann bekomme ich endlich für immer mein Wunschgewicht«, muss ich Sie enttäuschen. Leider geht es so auch mit diesem Buch nicht. Dennoch müssen Sie die Hoffnung nicht gleich wieder über Bord werfen. Die Schüßlersalze sind tatsächlich eine viel versprechende Möglichkeit, sich und Ihren Organismus wieder ins Lot zu bringen.

Die Biomineralien haben einen starken Einfluss auf unser gesamtes Stoffwechselsystem. Da die Mineralien in den drei Bereichen von Körper, Geist und Seele wirken, helfen sie nicht nur dem Körper dabei, die Säure-Basen-Situation zu regulieren, sondern sie unterstützen uns auch dabei, uns psychischer und seelischer Muster bewusst zu werden, die zu den Entgleisungen des Gewichts führen. Sie sind also eine wertvolle Unterstützung zur dauerhaften Gesunderhaltung.

Auf einfache Art und Weise erklärt die Biochemie nach Dr. Schüßler scheinbar komplizierte Vorgänge. Wenn Sie verstehen, welche Ursache hinter dem Ungleichgewicht in der Regulation der genannten Stoffwechselvorgänge steht, können Sie leichter dagegen angehen, da die Maßnahmen dazu einleuchtend erscheinen und daher konsequenter durchzuhalten sind.

Jedoch sind Schüßlersalze allein nicht die »Pastillen zum Erfolg«. Hinter vielen Vorgängen stehen sehr komplexe Zusammenhänge, über deren Hintergründe dieses Buch zusätzlich aufklären möchte.

Was unterscheidet dieses Buch von anderen Schlankheitsbüchern?

Wissenschaftliche Studien haben ergeben, dass eine dauerhafte Gewichtsreduktion von nur fünf Prozent des Körpergewichts sich sehr positiv auf die Gesundheit auswirkt. Zu hohe Erwartungen und Crash-Diäten gefährden die Gesundheit eher, als dass sie ihr dienlich wären. Daher sind die Hinweise und Tipps in diesem Ratgeber eher auf den langfristigen und dauerhaften Erfolg ausgerichtet.

Sie finden hier spezielle Informationen über die Biomineralien, die Ihnen dabei helfen Ihr Gewicht zu regulieren. Außerdem Wissenswertes über medizinische, psychische und mentale Zusammenhänge, die eine Gewichts- und Stoffwechselregulation verhindern können.

Das Buch gibt Ihnen wertvolle Hilfe bei der Einschätzung Ihres Naturells, um die für Sie persönlich richtige Art der Ernährung und der Behandlung zu finden. Ferner erhalten Sie einfache, leicht umzusetzende Tipps und Anregungen, die Ihnen helfen sollen, umzudenken. Sie erfahren Wissenswertes über die Biomineralien in Nahrungsmitteln und Pflanzen. Außerdem finden Sie in diesem Buch hilfreiche Mentalübungen, mit denen Sie im Unbewussten ein neues Bild von sich selbst erschaffen können, damit Ihre Bemühungen auch dauerhaft zum Erfolg führen.

Anwendungsempfehlungen für diverse Beschwerden, die bei Diäten hin und wieder auftreten sowie leichte Zehn-Minuten-Rezepte finden Sie im hinteren Teil des Buches.

Hinweis

Sollten Sie erhebliche gesundheitliche Störungen haben, ist es ratsam eine Gewichtsregulation nur mit heilkundiger Unterstützung durchzuführen. Nehmen Sie in diesem Fall bitte die Hilfe eines Heilpraktikers oder Arztes in Anspruch.

Warum nimmt der Mensch von heute zu?

Von unserem evolutionären Ursprung her sind wir Menschen des 21. Jahrhunderts immer noch Jäger und Sammler. Unser Organismus und damit auch der Stoffwechsel ist mit seinen Eigenschaften mit dieser Bio-Software programmiert. Für unsere frühzeitlichen Vorfahren war Nahrungsbeschaffung noch mit

Fußwegen von 20 bis 30 Kilometern verbunden. Die Bewegung hat entsprechend Kalorien verbraucht. Je nach Witterung und Jahreszeit war das Jagd- und Sammelglück sehr unterschiedlich. Es gab Zeiten, in denen reichlich ausgewogene Nahrung mit Kräutern, Früchten, Gemüse und Fleisch oder Fisch vorhanden war, und ebenso Zeiten des »natürlichen Fastens«, in denen die Nahrung knapp und eher einseitig war.

Bisher gab es kein Update der Bio-Software, das heißt, sie ist immer noch auf das Leben als Jäger und Sammler mit hohem Kalorienverbrauch programmiert. Da unser Organismus vorzeitlich trotz dieses hohen Energieverbrauchs häufig mit Nahrungsmangel konfrontiert war, ist der Körper gleichzeitig darauf eingestellt, in Zeiten des Nahrungsüberflusses möglichst viele Kalorien als Reserve zu speichern. Dieser Speicherort ist zu unserem zivilisatorischen Leidwesen das Körperfettgewebe. Hauptnahrungsmittel liefern besonders viel Energie. Eiweiße sind für den Baustoffwechsel zuständig. Fette können als Vorräte für magere Zeiten (z.B. Wintermonate) als Fettsäuren in Fettdepots gespeichert werden und bei Bedarf statt Glukose für den Energiehaushalt aktiviert werden. Für den kurzfristigen Bedarf werden spezielle Zuckerspeichereinheiten (Glykogenspeicher) aktiviert. Beim Joggen beispielsweise wird der Energiebedarf in den ersten 30 bis 40 Minuten aus den Glykogenspeichern gedeckt, erst danach werden die Fettreserven aktiviert. Damit alle Stoffwechselvorgänge im Körper einwandfrei funktionieren, benötigt der Körper Kohlenhydrate, Fette und Eiweiße sowohl zur Energiegewinnung als auch als Grundbausteine zur Bildung von Enzymen, Hormonen und anderen wichtigen Substanzen.

In unserem Leben heute hat sich einiges im Nahrungsbeschaffungs-, Bewegungs- und Essverhalten verändert. Wir bewegen uns erheblich weniger und oft nur in unregelmäßigen Abständen. Daher verbrauchen wir auch erheblich weniger Kalorien als unsere Urvorfahren. Wir fahren in der Regel mit Fahrrad, Auto oder Bahn in den Supermarkt, um unser Essen zu »jagen« bzw. zu »sammeln«. Wir genießen zu jeder Jahreszeit ein üppiges Angebot von Nahrungsmitteln aller Art. Die Zusammensetzung entspricht nur in den wenigsten Fällen der Bio-Software. Nahrungsaufnahme ist längst kein Grundbedürfnis mehr, sondern dient in vielen Fällen der Lust- oder Frustbefriedigung.

Mit den zugeführten Kalorien nehmen wir ein Vielfaches der tatsächlich benötigten Menge auf, ohne die natürliche Kompensation durch Zeiten des Nahrungsmangels.

Die Konsequenzen erleben wir vor allem in den so genannten »hoch entwickelten« Ländern. Weltweit sind etwa 340 Millionen Menschen fettleibig, etwa 780 Millionen zumindest übergewichtig. Jedes dritte Kind in Deutschland ist bereits zu dick. Das Ergebnis zeigt sich in den Haushaltslöchern der Krankenkassen, und die Talsohle ist noch nicht erreicht. Ärzte und Krankenkassen melden bereits, dass über 70 Prozent der Gelder für die Behandlung von »Wohlstandserkrankungen« ausgegeben werden, wie z.B. Adipositas (krankhafte Fettleibigkeit), Diabetes Mellitus Typ 2, Fettleber, Herz- und Gefäßerkrankungen oder Erkrankungen am Bewegungsapparat, die oft durch zu hohe Belastungen am Skelett entstehen. Mediziner warnen, dass bereits 2012 jeder dritte deutsche Bürger unter dem so genannten metabolischen Syndrom (siehe Seite 29) leiden wird. In den USA entspricht der Ernährungs- und Gesundheitsstand bereits heute den für Deutschland vorausgesagten Werten.

Wann ist ein Mensch übergewichtig?

Wenn wir die Models der Werbung als normalgewichtig annehmen, sind 90 Prozent der Bevölkerung übergewichtig. Zum Glück bezieht sich die Definition für Normalgewicht nicht auf diese, im medizinischen Sinne, Untergewichtigen.

Von Übergewicht spricht man, wenn der so genannte Body Mass Index, abgekürzt BMI, über dem Wert von 25 liegt. Laut World Health Organiszation (WHO) steigt das durchschnittliche statistische Krankheitsrisiko ab diesem Wert, insbesondere jedoch ab einem Wert von über 30.

Der Body Mass Index

Noch vor 20 Jahren wurde die Formel nach Broca zur Errechnung des Normalgewichts verwendet.

Für Frauen galt:
Körpergröße – 100 – 10 Prozent
Für Männer galt:
Körpergröße – 100

Demnach sollte ein 1,80 m großer Mann mit 80 kg sein Normalgewicht haben, eine 1,80 m große Frau 72 kg. Das Idealgewicht liegt noch einmal bis zehn Prozent darunter.

Lange Zeit gab man sich mit dieser Formel zufrieden. Sie ist jedoch nicht so gut für sehr große oder kleine Menschen geeignet. Deshalb wurde die Berechnung nach Broca durch den BMI abgelöst. Der Wert errechnet, wann bei einem bestimmten Verhältnis zwischen Gewicht und Körpergröße von Adipositas gesprochen wird.

Der BMI setzt die Größe mit dem Körpergewicht in Beziehung. Die Formel lautet:

$$BMI = \frac{\text{Körpergewicht in kg}}{(\text{Körpergröße in Metern})^2}$$

	für Frauen gilt	für Männer gilt
Untergewicht	unter 18	unter 19
Normalgewicht	19 bis 24	20 bis 25
Übergewicht	über 24	über 25

Für einen 1,72 m großen Mann mit 78 kg ergibt sich demnach

$$\frac{78 \text{ kg}}{1{,}72 \text{ m} \times 1{,}72 \text{ m}} = 26{,}4$$

also Übergewicht.

Bei einem BMI von mehr als 28 steigen das Herzinfarkt- und das Risiko an Diabetes Mellitus zu erkranken, um ein Vielfaches. Kommen noch andere Faktoren, wie z. B. Rauchen und/oder Stress dazu, ist es um ihre Lebenserwartung nicht gut bestellt. Ziel einer Diät sollte es sein, das Gewicht *dauerhaft* zu reduzieren. Schon eine dauerhafte Gewichtsreduktion von 5 Prozent des Ausgangsgewichts vermindern die Risiken der Folgeerkrankungen erheblich.

Was bewirken Diäten?

Diäten werden eingesetzt, um das Gewicht zu reduzieren. Sicher haben Sie schon etliche davon ausprobiert und festgestellt, dass Sie sich während einer Diät oft schlapp fühlten und schon kurze Zeit danach wieder mehr wiegen als zuvor. Das nennt man den *Jojo-Effekt*. Wie kommt es dazu?

Schnelle Diäten sind auf eine schnelle Gewichtsreduktion ausgerichtet, nicht aber auf den Fettabbau. Was bei diesen Diäten abgebaut wird ist Eiweiß, also Muskelmasse.

Durch die ungenügende Versorgung mit Nährstoffen, die der Körper dringend braucht, gerät er in eine Notsituation. Das Gehirn unterliegt in einer solchen Situation einer Art Memory-Effekt: Der Körper beginnt, seine Fettreserven bis aufs Letzte zu verteidigen, um ein gewisses Maß an Grundversorgung sicherzustellen.

Das Gehirn braucht Glucose, um richtig arbeiten zu können. Beim Fettabbau entstehen so genannte Ketone, die zwar ähnlich wie Zucker zur Energiegewinnung verwendet werden können, dem Gehirn jedoch nicht als Energielieferant dienen. Bei den herkömmlichen Diäten werden in erster Linie die Glykogenspeicher angezapft. Sind diese verbraucht, wird Eiweiß (Muskelmasse) in Glucose umgewandelt, das Fett bleibt weiter unberührt. Je weniger Muskelmasse da ist, desto weniger Fett wird abgebaut. Der nächste Schritt ist dann die Senkung der Stoffwechselaktivität auf ein Minimum. Da sich die Gefäße verengen, bekommt man kalte Hände und Füße, da sie nicht mehr ausreichend durchblutet werden. Da die Muskeltätigkeit herabgesetzt ist, bewegt sich der Abnehmende nicht mehr ausreichend, wird träge und müde. Nach Abschluss der Diät speichert der Körper jede Kalorie sofort ins Fettgewebe, um für die nächste Hungerdiät besser gerüstet zu sein: der berühmte Jojo-Effekt.

Damit Sie bei der Gewichts- und Stoffwechselregulation mit Schüßlersalzen keinen Jojoeffekt initiieren, ist es erforderlich einige wichtige Grundregeln zu beachten.

Die Ernährungspyramide

Es gibt Nahrungsumstellungsprogramme, bei denen dieser Jojo-Effekt ausbleibt. Der Unterschied besteht darin, dass die Ernährungsempfehlungen nicht ausschließlich auf kalorienreduzierter Kost beruhen, sondern in erster Linie darauf ausgerichtet sind, zuerst Fett abzubauen und nicht Glykogen und Eiweiß. Bei einer individuell (z.b. über das Blutbild bestimmten) stoffwechselausgerichteten Umstellungsernährung strafft sich (vor allem bei Frauen) im Laufe der Diät auch das Bindegewebe. Die Studien der Harvard University ergaben, dass vor allem Obst, Gemüse und Eiweiß die Grundlage einer ausgewogenen und dauerhaften Ernährungsumstellung bilden. Zusätzlich ist die Ernährung mit einer ausreichenden Menge an Mineralien zu ergänzen. Die Deutsche Gesellschaft für Ernährung (DGE) empfiehlt bis heute eine Ernährung die folgendermaßen zusammengesetzt ist: 55 bis 60 Prozent Kohlenhydrate, 30 bis 33 Prozent Fette, 10 bis 20 Prozent Eiweiß (in der Abbildung unten schwach im Hintergrund). Demgegenüber wird nach der LOGI Ernährungspyramide (**Low g**lykaemic **i**ndex) diese Verteilung für erstrebenswert gehalten: 55 bis 60 Prozent der Nahrung Obst und Gemüse, 30 bis 33 Prozent Eiweiße, 12 bis 15 Prozent Vollkornprodukte und bis 5 Prozent zuckerhaltige Lebensmittel.

Bei einem Großversuch der Harvard University (USA) im Rahmen einer Studie zur Senkung der Rate der Herzinfarkt- und Diabeteserkrankungen ist herausgekommen, dass die Devise »weniger Fett, mehr Kohlenhydrate« zur Senkung der Blutfettwerte nicht den gewünschten Erfolg brachte. In der Zeit der zehnjährigen Studie haben sich durch die (fett- und cholesterinfreie) Ernährung die Todesfälle durch Herzversagen sogar verdoppelt. Waren zwischen 1960 und 1980 etwa ein Viertel der Amerikaner zu dick, so brachte die Studie zutage, dass 1991 bereits ein Drittel der Amerikaner unter hochgradiger Adipositas litten.

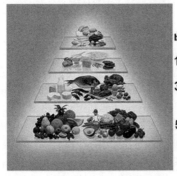

Die Logi-Pyramide von Prof. Dr. David S. Ludwig (Quelle: Harvard-University)

Als Ursache für diese Entwicklung fand man Kohlenhydrate als den Schuldigen. Seither findet in Amerika ein Prozess des Umdenkens statt. In Europa beginnt diese Entwicklung gerade, da es im Allgemeinen etwa 15 Jahre dauert, bis amerikanische Tendenzen in Europa umgesetzt werden. Leider sind viele der Ernährungsexperten unseres Kontinentes noch immer auf der »Fettfrei-Schiene« und wiederholen damit den amerikanischen Großversuch.

Essverhalten

Zu viel Essen und zu wenig Bewegung erhöhen das Risiko übergewichtig zu werden erheblich. Die meisten Menschen ernähren sich heute noch so wie zu Zeiten, als man durch Jagen oder Ackerbau ohne maschinelle Hilfe viel körperliche Energie einsetzen musste. Ohne diese körperliche Arbeit sind jedoch erheblich weniger Kalorien nötig. Der Mensch von heute arbeitet und lebt überwiegend in sitzender Position: am Schreibtisch, im Auto, vor dem Fernseher. Daraus resultiert eine positive Energiebilanz, das heißt, es werden mehr Kalorien aufgenommen als verbraucht.

Essgewohnheiten werden »vererbt«

Viele gesundheitsschädliche Essgewohnheiten sind lieb gewonnene oder unreflektiert fortgeführte Familientraditionen. »Schmeckt wie bei Muttern« ist in unserer Gesellschaft meist als Kompliment gemeint, Mutters Rezepte aber bergen Kalorienfallen, da sie häufig noch aus Zeiten stammen, in denen für körperlich schwer Arbeitende gekocht wurde. Die Lebensgewohnheiten haben sich im Laufe der Zeit grundlegend geändert, der Kaloriengehalt tradierter Küche aber nicht. Dennoch fühlen sich in meiner Praxis manche Patienten geradezu bestraft, wenn ich sie auffordere, ihre Essgewohnheiten zu Gunsten ihrer Gesundheit zu verändern. Preiswerter können Sie jedoch Ihre Gesundheit nicht erhalten.

Ein weiterer wichtiger Faktor in der Ernährung ist das richtige Kauen. Der moderne Mensch nimmt sich keine Zeit zur Nahrungsaufnahme. Alles wird in großen Bissen schnell heruntergeschlungen. Die alte Regel »jeden Bissen dreißigmal kauen« hört sich zwar übertrieben an, hat jedoch ihre Richtigkeit. Verdauungssäfte werden vom Parasympathikus produziert, dem Nervensystem also, das in der Entspannung unter anderem für die Verdauung sorgt. Wer seine Nahrung in Stress und Hektik aufnimmt, produziert nicht genügend Verdauungssäfte.

Der Weg der Nahrung

Stellen Sie sich einmal den Weg der Nahrung vor. Jedes Organ hat hier seine spezifische Aufgabe. Der Mund und die Zähne sollen die Speisen zerkleinern und einspeicheln. Dabei werden wichtige Nährstoffe bereits durch Enzyme zur Weiterverarbeitung für den Magen vorbereitet. Stärke beispielsweise wird im Mund in Zweifachzucker zerlegt. Der Speisebrei sollte gut zerkleinert im Magen ankommen, damit dort weitere Spaltungsprozesse Nährstoffe aus der Nahrung herauslösen und dem Körper zur Verfügung stellen können. Wird die Nahrung jedoch im Mund nicht ausreichend zerkleinert, muss der Magen diese Arbeit verrichten. Der Speisebrei bleibt erheblich länger als vorgesehen im Magen. Die Zerkleinerung im Magen findet darüber hinaus nur unzureichend statt, sodass die Kohlenhydrate nicht richtig aufgespalten werden können.

Der Speisebrei wandert dann nur mäßig zerkleinert in den Zwölffingerdarm. Dieser hat eigentlich die Aufgabe, Kohlenhydrate in Zucker, Fette in Fettsäuren und Eiweiße in Aminosäuren zu zerlegen. Zur Unterstützung gelangen hier Gallen- und Bauchspeicheldrüsensekret zum Speisebrei. Kommt nun die Nahrung nur notdürftig zerkleinert im Zwölffingerdarm an, muss dieser zusätzlich zur eigenen Aufgabe auch die Arbeit des Magens übernehmen. Der angedaute Brei bleibt also wieder länger als vorgesehen liegen. Das Ergebnis, besonders wenn der Speisebrei noch mit zucker- oder alkoholhaltigen Getränken vermischt ist, ist Gärung. Der Betroffene merkt das an Oberbauchbeschwerden, Völlegefühl, Blähungen und Müdigkeit nach dem Essen.

Wenn die Nahrung bereits im Mund ausreichend gekaut wird (mindestens zwanzigmal pro Bissen), braucht jeder Teil des Verdauungstraktes nur seine eigene Arbeit zu tun, und der Speisebrei passiert schneller die einzelnen Verdauungsstationen. Gärung und Völlegefühl bleiben aus. Wenn Sie es dann noch schaffen, während des Essens nichts oder wenigstens nur Wasser zu trinken, vermeiden Sie die Verdünnung der für die Aufspaltung der Nahrung wichtigen Verdauungssäfte.

Ein weiterer wichtiger Punkt falschen Essverhaltens ist die Ablenkung während der Mahlzeiten. Intensive Gespräche, Lesen, Fernsehen gehören zu den Standardbeschäftigungen beim Essen. Eher nebenbei wird auch die Nahrung aufgenommen.

Bei der *bewussten* Aufnahme des Essens aber geschieht Folgendes: Das Auge nimmt das Essen wahr und schickt eine Botschaft an das Gehirn (z.b. »Hmm lecker, Tomate mit Brot!«). Das Gehirn sendet eine Information (»Aha, Tomate mit Brot«) an die Speicheldrüsen im Mund, mit der Aufforderung, Speichel in den Mund fließen zu lassen, und eine weitere an den Magen (»Achtung, gleich kommt Tomate mit Brot!«). Die Zellen, die für die Magensaftproduktion zuständig sind, werden aktiviert. Der Mund wird geöffnet und der Happen Tomatenbrot landet in einer speichelumflossenen Umgebung. Die Zerkleinerung beginnt, die Zersetzung von Kohlenhydraten setzt ein. Wenn die Nahrung so gut eingespeichelt in den Magen gelangt, ist dieser bereits vorbereitet. Die Magensäureproduktion läuft auf Hochtouren. Die Nahrung wird weiter zersetzt ...

Es folgen noch viele weitere Verdauungsschritte, die durch den bloßen Anblick und die bewusste Aufnahme der Nahrung aktiviert werden, wodurch die Verdauung erheblich reibungsloser abläuft. So behebt bereits bewusstes Essen einen großen Teil der Stoffwechselbeschwerden.

Reaktion der Körperzellen

Unsere Körperzellen sind von einer Doppellipidschicht umgeben, die für jede Substanz, auch für Nahrungsbausteine, einen Rezeptor besitzt. Dieser ist sozusagen die Tür zum Einlass in die Zelle. Hat die Zelle genügend Nahrungsmittel, verschließt sie diese Tür. So kreisen die nicht verbrauchten Zuckerstoffe, Eiweiße und Fette übermäßig lange in unseren Blutgefäßen und lagern sich an verschiedenen Stellen im Körper ab: Fette beispielsweise in den Fettdepots von Leber und Muskeln, aber auch in Arterien. Dadurch werden unter anderem Arteriosklerose und hoher Blutdruck begünstigt.

Was ist »Stoffwechsel«?

Als Stoffwechsel bezeichnet man alle Vorgänge, durch die aufgenommene Nahrung in körpereigene Substanzen umgebaut, verwertet und wieder ausgeschieden wird. Die Nährstoffe werden im Darm in ihre einfachsten organischen Verbindungen zerlegt. Dadurch verlieren sie den körperfremden Charakter und können durch die Darmschleimhaut resorbiert werden. Was er nicht sofort be- oder verarbeiten kann, wird deponiert – als Fett.

Der Grundumsatz

Der Körper braucht eine gewisse Menge an Energie, um, auch in Ruhe, seine Funktionen aufrechtzuerhalten. Diese Minimalmenge nennt man Grundumsatz.

Selbst wenn wir schlafen, arbeiten Herz, Gehirn, Nerven, Muskeln und Verdauungsorgane weiter. Dafür benötigen sie Energie. Die Muskulatur beansprucht dabei sogar den größten Anteil, denn auch in Ruhe arbeitet sie weiter. Wie viel der Körper braucht, ist vom Alter abhängig. Die Einheiten zur Energiemessung heißen Kilojoule (kJ) oder Kilokalorien (kcal). 1 kcal entspricht 4,2 kJ.

Nach dem dreißigsten Lebensjahr nimmt der Grundumsatz für gewöhnlich um etwa ein Drittel ab. Werden die Essgewohnheiten nicht angepasst, ist eine Gewichtszunahme in den meisten Fällen vorprogrammiert.

Der PAL (physical activity level) gibt an, welchen Grundumsatz ein Mensch hat. Der Wert errechnet sich aus Kilokalorien, Körpergewicht, und einem Faktor, der sich aus dem Alter und der täglichen Bewegung ergibt. Einem Mann zwischen 20 und 30 Jahren, der auf dem Bau arbeitet, wird der Faktor 2,4 zugeordnet, einem älteren Menschen (über 75), der sich hauptsächlich in seiner Wohnung aufhält, wird mit dem Faktor 1,2 belegt.

Die Formel für den PAL lautet (als Faktor nehmen Sie einen mittleren Wert):
Für Männer: 1,0 kcal pro kg x 24 Std. x Faktor
Für Frauen: 0,9 kcal pro kg x 24 Std. x Faktor

60 Prozent des Grundumsatzes werden allein zur Aufrechterhaltung der Körperwärme benötigt. Die restlichen 40 Prozent benötigen die Organe, um einwandfrei zu funktionieren.
Die verschiedenen Nahrungsgruppen werden mit unterschiedlichem Energieaufwand verarbeitet. Leider ist für die Verarbeitung von Fett kaum Energie erforderlich. Das ist auch der Grund, weshalb fettreiche Nahrung nahezu ohne Umwege auf den Hüften wiederzufinden ist. Im Vergleich dazu verbraucht die Verarbeitung von Eiweiß doppelt so viel Energie.

Leistungsumsatz

Bewegung verbraucht durch die Arbeit der Muskulatur Energie. Da dieser Energieverbrauch durch Leistung erfolgt, nennt man ihn Leistungsumsatz. Je mehr Muskeln bei der Bewegung angesprochen werden, desto höher ist der Energieverbrauch. Dieser wird jedoch immer wieder überschätzt. Der Leistungsumsatz macht etwa 20 bis 40 Prozent des Gesamtenergieverbrauchs aus. Wie viel genau, hängt von Ihren Aktivitäten ab.

Durch *regelmäßige* Bewegung kann der Stoffwechsel angeregt werden. Der Körper steigert dann auf Dauer auch seinen Grundumsatz. Bei sportlicher Betätigung unterhalb der so genannten Lactatschwelle wird Fett verbrannt. Unter Lactatschwelle versteht man die Leistung der Muskulatur, bei der die Sauerstoffversorgung gerade noch ausreicht (aerobe Phase). Überschreiten Sie die Lactatschwelle, wird Glucose verbrannt, da Glucose weniger Sauerstoff zur Verbrennung benötigt. Sie kommen dann in die anaerobe Phase, in der die Muskulatur sauer wird. Sie produziert Milchsäure.

Mit folgenden Werten errechnen Sie die Lactatschwelle:

220 – Alter = maximaler Belastungspuls
maximaler Belastungspuls x 70 % = Lactatschwelle

Beispiel: Sie sind 45 Jahre alt: 220 – 45 = 175 (maximaler Belastungspuls) x 70 Prozent = 123 (Lactatschwelle)

Drüsen und Abnehmen – der Einfluss der Hormone

Die Hormone stehen mit dem Stoffwechsel in enger Beziehung. Sie sind zwar nicht alle direkt am Stoffwechsel beteiligt, sind jedoch miteinander vernetzt und beeinflussen sich gegenseitig.

Die Hauptregulation der Hormone wird von der Hypophyse gesteuert. Das ist eine etwa erbsengroße Drüse ziemlich genau in der Mitte des Gehirns. In ihr werden Hormone produziert, die einen Einfluss auf weitere hormonproduzierende Drüsen haben, wie z. B. Schilddrüse, Nebennieren oder Keimdrüsen.

Die in der Schilddrüse gebildeten Hormone geben das Stoffwechseltempo an. Ein erhöhter Wert der Schilddrüsenhormone führt zu schneller Verbrennung der Nährstoffe, also zu einem erhöhten Grundumsatz. Niedrige Werte hingegen verlangsamen das Tempo und führen zu einer Gewichtszunahme. Beim Hungern und bei kohlenhydratarmer Ernährung sinkt das Schilddrüsenhormon T3. Früher führte man deshalb Schilddrüsenhormone zu, um das Abnehmen zu beschleunigen. Dies ist jedoch gefährlich, da es nicht nur zum Fett-, sondern auch zum Muskelabbau führt.

Die Nebennieren bestehen aus 2 Teilen, dem Nebennierenmark und der Nebennierenrinde. Die Nebennierenrinde scheidet drei Hormongruppen aus. Die erste Hormongruppe sind die Glucocorticoide. Sie heben den Blutzuckerspiegel an, indem sie die Insulinwirkung blockieren. So stellen sie reichlich Kraftstoff zur Energiegewinnung bereit.

Die zweite Gruppe sind die Mineralcorticoide. Sie regulieren den Natrium- und Kaliumspiegel durch die Flüssigkeitshomöostase (Flüssigkeitsausgleich). Sie haben eine direkte Wirkung auf den Blutdruck sowie den Wasserhaushalt.

Die dritte Hormongruppe sind die Gonadocorticoide. Es sind Östrogene und Androgene. Sie haben zwar keine direkte Wirkung auf Ernährung und Verdauung, wirken jedoch auf die Fettmenge und deren Verteilung.

Das Nebennierenmark produziert die Stresshormone Adrenalin und Noradrenalin. Diese regen den Stoffwechsel an, unterdrücken den Appetit und erhöhen den Blutdruck.

Die Keimdrüsen produzieren bei Frauen das Östrogen, das ebenfalls den Fetthaushalt beeinflusst. Es ist dafür zuständig, dass bei Frauen die typischen Rundungen entstehen. Eine Frau hat einen Fettanteil von etwa 20 Prozent, ein Mann von 12 bis 15 Prozent. Frauen waren früher einen Großteil ihres Lebens entweder schwanger oder sie stillten. In beiden Phasen verbrauchten sie erheblich mehr Kalorien und waren daher auf die Fettreserven angewiesen.

Bei Männern wird in den Keimdrüsen Testosteron produziert.

Insulin bewirkt schnelles Altern

Die Schilddrüse wurde lange Zeit in ihrer Rolle für das Körpergewicht überschätzt. Erst sehr spät wurde die wichtige Bedeutung der Bauchspeicheldrüse deutlich. Die Bauchspeicheldrüse produziert exokrine Sekrete (Verdauungsenzyme). Diese gelangen durch die Papilae vaterii (Ausführungskanäle) in den Dünndarm. Dort sorgen sie mit der Amylase (Kohlenhydrate) Lipase (Fette) und Protease (Eiweiße) für die Verdauung. Für die Stoffwechsel- und Gewichtsreduktion wichtiger ist jedoch der Bereich der endokrinen Hormone. Hier werden zwei Arten erzeugt, zum einen das Glukagon aus den α-Zellen und Insulin aus den β-Zellen. Das Insulin ist allgemein durch seine Rolle bei der Zuckerkrankheit bekannt. Wird nicht genug Insulin produziert, steigt der Blutzuckerspiegel. Unbehandelt führt diese Erkrankung, nach vielen körperlichen Beeinträchtigungen zum hyperglykämischen Koma, auf das oft der Tod folgt. Neben dieser unentbehrlichen und lebensrettenden Rolle für Diabetiker (Typ I – Insulinmangeldiabetes) besitzt Insulin aber auch eine Funktion mit negativen Auswirkungen auf unseren Stoffwechsel, insbesondere auf den Fettstoffwechsel. Insulin ist das zentrale Hormon für den Ernährungsstoffwechsel. Es ist verantwortlich für die Versorgung der Zellen mit Kohlenhydraten, Fetten und Eiweißen. Da diese Stoffe ohne Insulin nicht in die Zellen gelangen könnten, würden diese trotz eines Überangebots an Nahrung verhungern.

Insulin ist in erster Linie für die Energiegewinnung durch Zuckerverbrennung verantwortlich. Es hemmt einerseits die Freisetzung von Fett aus dem Fettgewebe, andererseits fördert es die Speicherung von Energie. Durch Aufbau von Eiweiß und gleichzeitige Hemmung des Eiweißabbaus fördert es das Zellwachstum. In Leber und Muskeln wird der momentan nicht benötigte Blutzucker in Fettdepots gespeichert. Gleichzeitig verhindert Insulin auch die Rückgewinnung der Fettdepots in verwertbaren Brennstoff.

Andere Hormone wie Glucagon, Adrenalin, Cortison und Wachstumshormone wirken gegenläufig zum Insulin, um das zu starke Absinken des Blutzuckerspiegels zu verhindern.

Insulin ist generell für die Öffnung der Zellwände zuständig, um den Blutzuckerspiegel zu senken. Allerdings ist dann die Zelle auch für andere Stoffe wie z.B. Giftstoffe oder Schlacken zugänglich, welche die Zellen schädigen. Auf diese Weise altern nicht nur die Zellen, sondern der ganze Mensch schneller. Insulin gilt deshalb heute als das Hormon des schnellen Alterns.

Erhöhung der Triglyceride – Vorstufe zum Diabetes Mellitus Typ II

Weitere Wirkungen des Insulins betreffen den gesamten Stoffwechsel. Es verstärkt den Aufbau und verhindert den Abbau von Triglyceriden. Dieser Wert steigt bei beginnendem Diabetes noch vor dem Blutzuckerwert. Ferner verstärkt es den Aufbau von Cholesterin in der Leber und die Bildung der Steroidhormone in den Nebennieren. Insulin hat eine Wirkung auf die Wasser-Salz-Speicherung. Kommt es hier zu einem Ungleichgewicht, unterdrückt es die Bildung von DHEA (Dehydroepiandrosteron) in den Nebennieren und führt so zu Bluthochdruck. Dadurch wird wiederum der Arteriosklerose Vorschub geleistet.

DHEA werden die stärksten lebensverlängernden Eigenschaften zugeordnet. Es wirkt aktivierend auf das Immunsystem, vermindert die Gefahr von Krebs, Arteriosklerose und Osteoporose. Es fördert den Fettabbau und den Muskelaufbau, steigert die Hirnleistung und senkt den Cholesterinspiegel. DHEA ist Grundbaustein der Geschlechtshormone Östrogen und Testosteron. Ein hoher Insulinspiegel wirkt sich also auf alle Hormone stoffwechselmindernd aus.

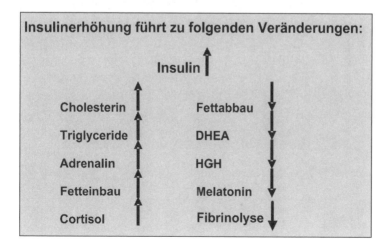

Befindet sich durch Überernährung mehr Zucker im Blut als gebraucht wird, schützt sich die Zelle vor diesem Überangebot durch die Verminderung der Insulinrezeptoren an der Zellwand sowie der Zelltransportwege für Glucose in die Zelle. Diese Insulinresistenz führt zu einem weiteren Anstieg der Insulinwerte und somit zur Insulin- bzw. Stoffwechselfalle.

Die Insulinfalle

Da der Insulinwert kontinuierlich hoch gehalten wird und immer wieder zu viel Einfachzucker verbraucht wird, ist die Insulinfalle zugeschnappt. Bereits bei einem Übergewicht von 10 bis 20 Prozent bleibt der Insulinwert im Blut ständig hoch. Dadurch werden Einfachzucker zu rasch abgebaut. Die Folge: Sie haben schnell wieder Hunger, werden aggressiv, wenn Sie nichts zu Essen bekommen. Um den Zuckerbedarf schnell wieder auszugleichen entsteht Heißhunger auf Süßes. Diesen Zustand nennt man Hypoglykämie (Unterzuckerung).

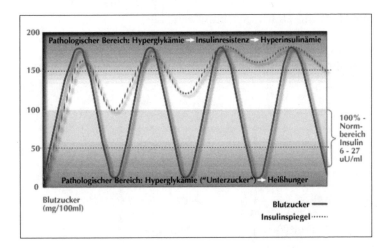

Das metabolische Syndrom

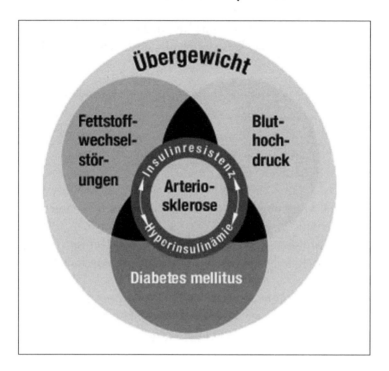

Falsche Ernährung begünstigt das metabolische Syndrom über
- ständig erhöhten Insulinspiegel mit Unterzucker-/Heißhungerphasen
- entgleistem Hormonstoffwechsel
- fehlgesteuertem und entgleistem Gesamtstoffwechsel

Rund 60 Prozent der Deutschen sind übergewichtig

Die Statistik zeigt, dass 2004 in den Industriestaaten bereits 150 Millionen Menschen am metabolischen Syndrom erkrankt sind. Die Prognose für 2012 wird mit 200 Millionen beziffert, die Berechnungen für 2025 gehen von 300 Millionen Menschen aus.

Wie vorher bereits beschrieben, gerät der Körper durch die Erhöhung des Insulinwertes aus der Balance. Die Ursachen des metabolischen Syndroms sind multifaktorelle Entgleisungen des Stoffwechsels, da die Grundregulationsfähigkeit nicht mehr gegeben ist.

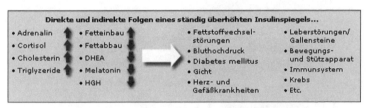

Zu den Erkrankungen des metabolischen Syndroms zählen unter anderem:
- Herz-Kreislauf-Erkrankungen, z. B. Arteriosklerose, Schlaganfall, Herzinfarkt, arterielle und periphere Verschlusskrankheiten
- Diabetes Mellitus Typ II
- Krebserkrankungen, besonders Eierstöcke und Prostata
- Erektionsstörungen und Libidoverlust.

In der Diabetes-Forschung hat sich gezeigt, dass neben Begleiterscheinungen wie Gefäßerkrankungen und Augenhintergrundsdegeneration die frühe Entgleisung des Stoffwechsels häufig bösartige Erkrankungen nach sich zieht.

Dank der Enttabuisierung wird heute das Thema Sexualität von den Patienten in der Praxis früher angesprochen. Die nachlassende Lust auf Sex ist hierbei ein von Männern und Frauen gleichermaßen erwähntes Problem. Die Erforschung des metabolischen Syndroms ergab auch hier erstaunliche Ergebnisse. Erektionsstörungen bzw. Libidoverlust entstehen bei 70 Prozent der Betroffenen durch das metabolische Syndrom; 21 Prozent haben einen psychischen Hintergrund und nur 4 Prozent sind tatsächlich hormonell bedingt.

Hinweise auf das metabolische Syndrom

Einige Werte sind schon vor den ersten Symptomen deutlich erhöht und geben so Auskunft über die Stoffwechselsituation. Im Wesentlichen sind es Homocystein, HbA1c und Lipoproteine.

Homocystein

Homocystein ist ein körpereigner Eiweißstoff, der schon wenig erhöht Arteriosklerose begünstigt. Es wird bei Vitamindefiziten verstärkt gebildet. Ist das Homocystein über 9 mmol/l erhöht, besteht die Gefahr der Gefäß- und Herzerkrankung, bei einem Wert über 15mmol/l verdoppelt sich das Herz- und Hirninfarktrisiko, ebenso das Risiko von Thrombosen und peripherer arterieller Verschlusserkrankungen.

Studien ergaben, dass bei Patienten mit hohem Homocysteinwert der Anteil der an Demenz und Alzheimer erkrankten deutlich höher lag. Bei Diabetikern findet man häufig Werte über 20 bis 25 mmol/l. Vitamin B6, B12 und Folsäure können die Werte jedoch erheblich verbessern.

	Männer	Frauen
Taillenumfang	> 102	> 88
Blutdruck	≥ 130 / 85 mmHg	≥ 130 / 85 mmHg
Serumglucose	≥ 110 mg/dl (6,1 mmol/L)	≥ 110 mg/dl (6,1 mmol/L)
HDL-cholesterol	≥ 40 mg/dl (1,04 mmol/L)	≥ 50 mg/dl (1,29 mmol/L)
Serumtriglyceride	≥ 150 mg/dl (1,69 mmol/L)	≥ 150 mg/dl (1,69 mmol/L)

Kriterien für die Diagnose des metabolischen Syndroms: (mindestens 3 Kriterien müssen für die Diagnose »Metabolisches Syndrom« erfüllt sein)

Blutzucker
HbA1c kann als das »Blutzuckergedächtnis« bezeichnet werden. Die Buchstaben ›Hb‹ stehen für Hämoglobin (roter Blutfarbstoff). Zuckermoleküle können mit Hämoglobin an verschiedenen Stellen eine Bindung eingehen. Je nachdem an welcher Stelle des Moleküls die Bindung zustande kommt, unterscheidet man HbA1 und HbA1c. Bei einem gesunden Menschen mit einem mittleren Blutzuckerspiegel von 90 mg/dl sind etwa 5 Prozent aller Hämoglobinmoleküle untrennbar mit Zucker verbunden. Diese Prozentzahl bezeichnet man als HbA1c. Ein einmal »gezuckertes« Hämoglobinmolekül bleibt etwa 60 Tage im Blut, bis es abgebaut wird. So gibt dieser Wert über die Stoffwechselsituation der letzten 8 bis 10 Wochen Auskunft. Ist der HbA1c-Wert über 7 Prozent erhöht, so ist das ein Hinweis auf das metabolische Syndrom.

Lipoproteine
Die Gruppe der Lipoproteine teilt sich in Cholesterin mit LDL und HDL, und die Tryglyceride. Unter LDL versteht man Lipoproteine niedriger Dichte. Sie geben überschüssiges Cholesterin in die Arterien ab. HDL ist Cholesterin mit hoher Dichte, es wird auch als das »gute« Cholesterin bezeichnet. Die Lipoproteine nehmen überschüssiges Cholesterin auf und transportieren es zur Leber. Als Triglyceride werden natürlich vorkommende Fette bezeichnet, die aus einem Molekül Glycerin bestehen, an dem 3 Fettsäuren oft unterschiedlicher Art hängen.

Man unterscheidet gesättigte und ungesättigte Fettsäuren. Gesättigte Fettsäuren reagieren nicht so schnell mit anderen Substanzen – sie sind »satt«. Sie wandern meistens sofort in Fettdepots. Zu den gesättigten Fettsäuren gehören z.B. Buttersäure, Palmitinsäure und Stearinsäure.

Ungesättigte Fettsäuren sind viel kontaktfreudiger. Sie werden bei Stoffwechselprozessen mit eingesetzt und liefern wichtige Bestandteile für unseren Körper.

Eine Erhöhung der Triglyceridwerte ist, wie bereits erwähnt, ein Vorbote des Diabetes Mellitus Typ 2. Ein Wert bis 200mg/dl (unter 2,3 mmol/l) ist als normal anzusehen.

Fettstoffwechsel und Schüßlersalze

Ich greife hier zwar etwas vor, da die Schüßlersalze erst im übernächsten Kapitel genauer erläutert werden. Doch da Sie mit deren Hilfe Ihrem Fettstoffwechsel sehr gut auf die Sprünge helfen können, sei dieser Hinweise an dieser Stelle gegeben.

Kalzium aktiviert das fettverdauende Enzym Lipase. Hier wird Nr. 2 Calcium phosphoricum D6 verbraucht. Nr. 9 Natrium phosphoricum D6 reguliert zusätzlich den Fettstoffwechsel und wirkt gegen Übersäuerung. Nr. 7 Magnesium phosphoricum D6 dient der Senkung des Cholesterinspiegels.

Der Körper braucht Eiweiß – aber ohne Fett

Eiweiße sind für den Körper wichtig. 20 bis 40 Billionen Zellen bestehen in erster Linie aus Wasser und Eiweiß. Allein unser Immunsystem bringt 1,5 kg reines Eiweiß auf die Waage. Es bestimmt die Struktur und übernimmt wichtige Steuerfunktionen. Auch unsere Power- und Glückshormone bestehen aus Eiweiß. Als Enzyme steuern Eiweiße lebenswichtige Körperfunktionen. Ohne Eiweiß geht gar nichts.

Trotzdem gibt es auch hier ein »Zuviel«. »Figurbewusste« achten in der Regel auf jedes Gramm Fett, andererseits wird dem Körper so viel Eiweiß zugemutet, dass er es gar nicht mehr verarbeiten kann. Er muss es irgendwo ablagern. Das macht sich dann an Po und Oberschenkeln als Orangenhaut bemerkbar.

Bei unserer »normalen« Ernährung nehmen wir meist zu viel Eiweiß auf, was die Übersäuerung des Körpers stark begünstigt.

Kühe werden zu Hochleistungsproduzenten für Milch herangezüchtet. Diese Milchprodukte müssen auch vermarktet werden. So versucht die Werbung uns immer wieder einzureden, dass eiweißhaltige Produkte gesund seien. Zusätzlich zum Milchkonsum ist überdies der Fleischkonsum enorm gestiegen. Den Krankheiten des metabolischen Syndroms bereitet das einen fruchtbaren Boden.

Es soll hier jedoch gar nicht darum gehen, den Eiweißkonsum generell zu verteufeln. Vielmehr ist es wichtig, dass Sie darauf achten, welche Eiweiße Sie zu sich nehmen. Eiweiße sind auch in Hülsenfrüchten und Azukibohnen, Sprossen, Sonnenblumen- und Kürbiskernen oder in Shiitake-Pilzen enthalten. Als Faustregel kann man 0,8 g reines Eiweiß pro kg Körpergewicht als gesund annehmen, die (bei 3 Mahlzeiten) täglich aufgenommen werden sollten. Dabei ist darauf zu achten, dass die Menge für das Frühstück die geringste ist. Eine sinnvolle Verteilung der Eiweißzufuhr über den Tag sind auf Lebensmittel übertragen morgens etwa 65 g, mittags etwa 120 g, abends etwa 130 g.

Bei der Eiweißzufuhr ist es zudem wichtig, Eiweißsorten nicht zu mischen. Eiweiße unterteilen sich in: mageres Fleisch (Schwein, Rind, Kalb), Wild, Geflügel, Fisch, Meeresfrüchte, Käse, Schaf- und Ziegenmilchprodukte, Bohnen (Weiße, Kidney-, Sojabohnen und -sprossen), Tofu, Austernpilze. Sie sollten sich für Ihre Mahlzeiten jeweils eine Sorte Eiweiß aussuchen, das heißt jeden Tag drei verschiedene Eiweißarten zu sich nehmen, da jede den Körper mit spezifischen Aminosäuren versorgt. So bekommt der Körper alles, was er braucht, bildet jedoch keine Schlacken, da alles verwertet werden kann.

Eiweißstoffwechsel und Schüßlersalze

Auch der Eiweißstoffwechsel kann durch Schüßlersalze positiv beeinflusst werden. Nr. 2 Calcium phosphoricum D6 wird bei der Umwandlung von tierischem und pflanzlichem Eiweiß in menschliche Proteine benötigt. Es stabilisiert das eiweißverdauende Enzym Trypsin. Ebenso hat Nr. 4 Kalium chloratum D6 Einfluss auf den Eiweiß- aber auch auf den Zuckerstoffwechsel.

Entgiftung und Entschlackung

Durch falsche Lebensweise haben sich Blut und Lymphe mit Schlacken und Stoffwechselgiften angereichert. Der Körper versucht, diese aus den Körperflüssigkeiten herauszubringen und verlagert Schlacken und Gifte in die Zellen. Dort wird Schicht um Schicht eingelagert, bis die Zelle »schlapp macht«. Das Zeichen dafür ist die Schädigung des Immunsystems.

Entgiftung, Entschlackung und Schüßlersalze

Entgiftung und Entschlackung können Sie sehr gut mit Schüßlersalzen unterstützen. Nr. 8 Natrium chloratum D6 bewässert die Zellen und bindet Schwermetalle im Körper. Zusammen mit Nr. 4 Kalium chloratum D6 werden sie zur Ausscheidung angeregt. Nr. 10 Natrium sulfuricum D6 als Entschlackungs- und Blutmittel entzieht den Schlacken das Wasser und bringt sie aus der Zelle heraus.

Übersäuerung

Unsere heutige Ernährung führt leicht zu einer Übersäuerung des Körpers. Säurebildende Nahrungsmittel machen den Großteil der üblichen Ernährung aus. Sie sind keineswegs ungesund, jedoch, wie Paracelsus schon sagte: »Die Dosis macht das Gift«. Im Verhältnis zu den säurebildenden werden viel zu wenig basische Nahrungsmittel verzehrt. So gerät das System aus dem Gleichgewicht. Krankheiten können leichter entstehen.

Eine Krankheit bricht aus, wenn der Körper sich nicht mehr anders zu helfen weiß. Häufig nimmt die Übersäuerung einen stufenartigen Verlauf, vor allem wenn sie falsch oder einseitig behandelt wird. Nehmen wir ein Beispiel, das in meiner Praxis häufig vorkommt:

1. Stufe: Ein Kind entwickelt infolge zu hoher Säurebildung, die teilweise schon im Mutterleib angelegt ist, eine Neurodermitis. Die allergieauslösenden Stoffe (Milch, Zucker, Weißmehl, Alkohol und anderes mehr) werden während der Schwangerschaft und in der Stillzeit über die Muttermilch aufgenommen und später über die Säuglingsnahrung zugeführt. Der Körper weist durch heftige Überreaktionen auf Missstände hin, die ohne Erkrankung nicht erkannt worden wären. (Leider ist Körper- und Organsprache kein Unterrichtsfach in der Schule und nicht einmal im Medizinstudium – viele Erkrankungen würden durch eine erhöhte Wahrnehmungsfähigkeit erst gar nicht entstehen.)

Die Neurodermitis wird nun durch Weglassen möglicher Allergene und durch die Einnahme vieler Medikamente unterdrückt. Damit ist das »Ventil« des Körpers verstopft, denn meistens wird die wirkliche Ursache (einschließlich psychischer Faktoren) nicht behoben. In aller Regel werden die gleichen Muster wie vor der Erkrankung fortgeführt. Der Körper scheint zunächst ruhiggestellt zu sein – in Wirklichkeit ist er mit neuen Belastungen beschäftigt, bis die Ventile wieder aufspringen.

2. Stufe: Da die Haut als Säureventil verschlossen wurde, jedoch weiterhin säurebildende Stoffe den Körper belasten, verstärken sich die Reaktionen, oder Ausleitungsversuch über die Schleimhäute setzt ein. Es entstehen Heuschnupfen oder Ähnliches, beispielsweise eine Hausstauballergie, schlimmstenfalls Asthma. So versucht der Körper, über die Schleimhäute seine überschüssigen Gifte loszuwerden. Der Patient hat deutlich mehr Absonderungen. Wird auch dieser Hilferuf des Körpers nicht verstanden und weder das eigentliche Problem erkannt noch die Ernährung umgestellt, geht die Übersäuerung in die nächste Stufe über.

3. Stufe: Der Körper sucht nach weiteren Möglichkeiten, die im Organismus kreisende Säure zu entsorgen. Er beginnt in wenig durchbluteten Bereichen des Körpers Deponien zu schaffen, nämlich in den Gelenken. Die Säure wird dort in Form von Kristallen abgelagert, um sie zumindest aus der Blutbahn zu entfernen. Der Körper baut sozusagen als letzte Möglichkeit, um mit der starken Säurezufuhr zurechtzukommen, eine Giftmülldeponie. Die Folge: Rheuma entwickelt sich. Wird die Organsprache noch immer nicht beachtet, führt Rheuma zu einer Versteifung oder Unbeweglichkeit der Gelenke.

Dies wiederum spiegelt die innere Haltung des Kranken. Er ist nicht nur körperlich, sondern meist auch geistig unbeweglich, denn der Körper folgt dem Geist. Jeder Handlung geht ein Gedanke voraus. Ebenso ist es mit Krankheiten: Erst gerät die Innenwelt aus dem Lot. Ignoriert man diesen Zustand, folgt die körperliche Erkrankung als Ausdruck des fehlenden inneren Gleichgewichts.

Bei der Irisdiagnose bietet sich beispielsweise die Möglichkeit, diese Theorie zu verfolgen. Ist ein Patient stark übersäuert, funktionieren meistens die Nieren nicht richtig. Werden die Nieren nicht in die Therapie einbezogen, kann es nicht zur Gesundung kommen, da die Säuren nur durch den Körper geschickt, jedoch nicht ausgeleitet werden.

Als Fazit kann man in Bezug auf die Mineralsalze sagen: Um weitere Krankheitsstufen zu verhindern, ist von Anfang an eine ganzheitliche Behandlung nötig, die nicht nur aus der Einnahme von Mineralsalzen, die auf den ganzen Körper wirken, besteht, sondern die auch eine Umstellung der Ernährung und der Lebensgewohnheiten erfordert.

Einige der säurebildenden Nahrungsmittel sind: tierische Eiweiße (sofern sie bei einer Mahlzeit gemischt werden) gehärtete und raffinierte Fette, Weizen, Gerste, Hafer, Hirse, Weißmehlprodukte, weißer Zucker, koffein- und zuckerhaltige Getränke, Alkohol, Kaffee, schwarzer Tee, Kakao.

Zu den basischen Lebensmitteln zählen: Kartoffeln, verschiedene Gemüse (roh oder bissfest gegart), Bananen, Melonen, Birnen, Sultaninen, Pflaumen, Mandeln, Kastanien, Quark und Rahm.

Säure und Schüßlersalze

Um die Säure aus dem Körper auszuschleusen, bietet sich das Schüßlersalz Nr. 9 Natrium phosphoricum D6 an. Nr. 8 Natrium chloratum D6 zieht Wasser in die Zelle hinein. Es ermöglicht die Bildung von wässrigem Schleim in den Schleimhäuten der Ausscheidungsorgane. Nr. 9 Natrium phosphoricum D6 reguliert zusätzlich den Fettstoffwechsel und wirkt gegen Übersäuerung. Nr. 10 Natrium sulfuricum D6 reguliert die Körpersäfte. Es zieht Wasser aus der Zelle heraus, der Körper kann so Schlacken und Giftstoffe ausscheiden. Nr. 23 Natrium bicarbonicum D6 puffert den pH-Wert des Körpers ab.

Naturelle nach Huter

So individuell ein jeder Mensch, so individuell ist auch die für ihn am besten geeignete Diät. Das Naturell zeigt, welche Ernährung für Sie am besten geeignet ist.

Die Keimblattlehre von Carl Huter, dem neuzeitlichen »Vater« der Physiognomie (Lehre der Charaktereigenschaften, die im Gesicht zu erkennen sind), hat im Laufe der Zeit gezeigt, dass der Mensch in drei verschiedene Naturellgruppen einzuordnen ist. Natürlich gibt es unzählige Mischformen, die sich jedoch aus den drei Hauptanteilen zusammensetzen.

Welches der drei Naturelle in uns am stärksten ausgeprägt ist, ergibt sich durch die Entwicklung der Keimblätter: Kurz nach der Befruchtung spezialisieren sich die Zellen eines Eis. Es entwickelt sich die Keimblase (Blastula). Die Blastula kann man sich als eine durch Flüssigkeitsabsonderung hohle Zellanhäufung vorstellen, die eine Einstülpung hat, aus der dann die drei Keimblätter (Ektoderm, Entoderm, und Mesoderm) hervorgehen.

Die unterschiedliche Ausprägung der einzelnen Keimblätter bestimmt das Naturell des werdenden Lebens.

In der zweiten embryonalen Entwicklungswoche bilden sich Ektoderm und Entoderm. Aus dem Ektoderm bilden sich Strukturen, die den Kontakt zur Umwelt herstellen. Dazu zählen: Haut, Haare, Nägel, Nervensystem, Zahnschmelz, Hirnanhangsdrüse (Hypophyse) sowie Milchdrüsen.

Aus dem Entoderm gehen die Organe des Ernährungssystems hervor. Dazu zählen: Schilddrüse, Nebenschilddrüse, Thymusdrüse, Mundhöhle, Mandeln, Verdauungstrakt, Magen, Leber und Bauchspeicheldrüse, Harnblase, Harnröhre, Darmausgang und Teile des Atmungstrakts.

In der dritten Entwicklungswoche entsteht das Mesoderm. Daraus entwickeln sich unter anderem das Binde- und Stützgewebe. Dazu zählen: Knochen, Bindegewebe, Muskulatur, Blut- und Lymphzellen, Milz, Fortpflanzungsdrüsen, Nieren und Nebennieren.

Carl Huter untersuchte in seinen empirischen, also auf Erfahrung basierenden Studien die Auswirkungen von energetischen Strahlungen, die vom Körper ausgehen. Er fand heraus, dass sich je nachdem, welches Keimblatt sich energetisch stärker ausdrückt, der primäre Grundtyp zeigt.

Sind die Derivate des Ektoderm energetisch am stärksten entwickelt, sprechen wir vom Empfindungsnaturell. Sind die Entodermderivate besonders stark ausgeprägt, weist das auf das Ernährungsnaturell hin, sind hingegen die Abkömmlinge des Mesoderm besonders stark entwickelt, entsteht das Bewegungsnaturell.

Und was hat das nun mit Abnehmen und Schüßlersalzen zu tun? Eine Menge!

Je nachdem, welchem Typ Sie überwiegend entsprechen, sind unterschiedliche Maßnahmen erforderlich. Was für ein Ernährungsnaturell gut ist, ist für ein Empfindungsnaturell ungeeignet. Damit Sie die für Sie am besten geeignete Ernährung und individuell angemessene Anwendung der Schüßlersalze herausfinden, beschreibe ich zunächst die drei primären Naturelle.

Ernährungsnaturell

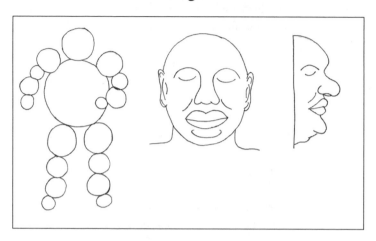

Will man das Ernährungsnaturell darstellen, eignen sich Kugeln zur Beschreibung des Körperbaus am besten. Der Körper dieses Naturells ist von mittlerer Größe, das Wachstum geht etwas mehr in die Breite als in die Höhe. Das typische Ernährungsnaturell in seiner Reinform charakterisiert sich wie folgt:

- Der Bauch ist größer als der Brustumfang. Alles an ihm wirkt fleischig und prall.
- Korpulenz ist beim Ernährungsnaturell normal, solche Menschen fühlen sich wohl, auch bei 100 bis 150 kg.
- Der Knochenbau ist kräftig, mit wenig Spannung, entsprechend wirkt die Muskulatur schwach.
- Das Gesicht ist ein rundes Apfelgesicht, die Stirn rund und breit.
- Die Ohren wirken groß und fleischig mit dicken Ohrläppchen.
- Die Augen sind mittelgroß, weich, ruhig und in die Nähe blickend.
- Die Nase ist im Verhältnis zum Gesicht kurz und im unteren Teil füllig.

- Der Mund erscheint voll, wobei die Unterlippe dominiert.
- Das Kinn ist weich und gerundet, der Kiefer erscheint fleischig und groß, häufig ist ein Doppelkinn vorhanden.
- Der Hals ist kurz.
- Die Hände erscheinen breit, fleischig und kräftig.
- Die seelischen Bedürfnisse sind Ruhe, Ökonomie, realer Lebensgenuss, Stofflichkeit.
- Belastete Organe sind in erster Linie Drüsen, Magen, Darm, Leber, Lunge.

Weitere Eigenschaften und Bedürfnisse des Ernährungsnaturells sind: Ruhe, Bequemlichkeit, reichlich gutes Essen (bevorzugt Hausmannskost), Bewegung wird eher vernachlässigt. Er oder sie neigt dazu zu viel Flüssigkeit, häufig besonders Bier zu sich zu nehmen.

Die Geheimnisse der Kraft des Ernährungsnaturells sind: gute Nahrungsqualität bei geringer geistiger und körperlicher Arbeit, viel Ruhe.

Menschen dieses Typs sind lebenspraktisch, nützlich, versuchen, das Bestehende zu erhalten, haben ökonomisches Talent. Der Führungsstil kann als Laissez-faire bezeichnet werden. Sie haben die Fähigkeit, mit kleinem Aufwand maximalen Effekt zu erzielen.

Gesundheitlich neigen diese Menschen zu Fettleibigkeit, Übergewicht, Stoffwechselerkrankungen wie z. B. Gicht, Atembeschwerden, fehlerhafte Blutzusammensetzung (Dykrasie) sowie Krebs.

Folgende Anwendungen sind für das Ernährungsnaturell gut geeignet: Biochemie in höheren Dosen, Kneippkuren (Güsse, Wassertreten, Grasgehen), Massagen, Tees, Farbpunktur, mäßige Bewegung, Wachsuggestion, magnetische Behandlung, milde Arzneimittel.

Im Umgang mit dem Ernährungsnaturell sollte man außerdem darauf achten nicht zu viel zu sprechen – am besten kurz, prägnant mit Hand und Fuß. Grundsätzlich werden Ernährungsnaturelle nicht oft krank, da der Körper viele Krankheitsstoffe ansammeln kann. Wenn sie dann doch krank sind, sollte man sich aufmerksam um sie kümmern, da sie sich, wenn es ihnen schlecht geht, sehr wichtig nehmen. Sie haben oft das Gefühl zu kurz zu kommen.

Durch eine latente Verschlackung verlaufen akute Krankheiten heftiger als bei anderen Naturellen. Chronische Krankheiten können bei entsprechender Ernährung gut bewältigt werden.

Schüßlersalze für das Ernährungsnaturell

Zur Stärkung der konstitutionell schwachen Organe können hier vorbeugend die Biominerale Nr. 4 Kalium chloratum D6, Nr. 7 Magnesium phosphoricum D6, Nr. 9 Natrium phosphoricum D6, Nr. 10 Natrium sulfuricum D6 und Nr. 11 Silicea D12 mit je 12 Pastillen täglich eingenommen werden, etwa 6–8 Wochen.

Bewegungsnaturell

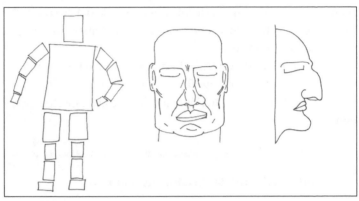

Will man das Bewegungsnaturell darstellen, eignen sich Rechtecke zur Beschreibung des Körperbaus am besten. Der Körper dieses Naturells ist fest und stark, mit starken Unterarmen. Das Wachstum geht mehr in die Höhe als in die Breite. Das typische Bewegungsnaturell in seiner Reinform charakterisiert sich wie folgt:

- Der Körper des Bewegungsnaturells ist schlank und drahtig, die Muskulatur entsprechend fest und stark, die Extremitäten sind lang. Bezeichnungen wie mager, hager und markant treffen hier zu.
- Das Gesicht wirkt kastenförmig, rechteckig, wobei die Wangenknochen dominant hervortreten.
- Die Stirn ist über den Augenbrauen ausgeprägter als am Haaransatz.
- Im Vergleich zum Gesicht erscheinen die Ohren lang, hart und knorpelig.
- Die Augen sind klein und blicken in die Weite. Sie scheinen zu beobachten und zu fixieren.
- Die Nase ist groß und lang und kann durch den auffälligen Nasenhöcker als markant bezeichnet werden.
- Der Mund ist schmal und fest, wobei sich die Unterlippe dominiert.

- Das Kinn ist markant und vorspringend, der Kiefer breit und eckig.
- Der Hals ist lang, sehnig und muskulös.
- Die Hände sind lang und sehnig.
- Seelische Bedürfnisse des Bewegungsnaturells sind vor allem Dynamik, Aktion, Bewegung und Willensausübung.
- Beschwerden treten vor allem an Muskeln, Knorpeln, Sehnen, Bändern, Blut und Herz auf.

Weitere Eigenschaften und Bedürfnisse des Bewegungsnaturells sind ausgeprägte Willenskraft, eine »Natur aus Stahl«. Menschen dieses Typs sind »Macher« mit suggestivem Einfluss, tatkräftig, nüchtern, praktisch. Sie neigen zu Gemütskälte und Überheblichkeit.

Ihr Führungs- und Erziehungsstil kann als konservativ, beherrschend, fortschrittlich oder revolutionär bezeichnet werden.

Das Bewegungsnaturell ist in Bezug auf Wetter und Strapazen belastbar, stramme Bewegung an der Luft tut gut, sie neigen jedoch dazu, sich zu überanstrengen und gönnen sich zu wenig Ruhe.

Das Geheimnis ihrer Kraft ist eine einseitige, mäßige Nahrungsaufnahme und harte körperliche Arbeit.

Die Gefahr für das Bewegungsnaturell besteht darin, dass sie wenig auf sich Acht geben und zu wenig schlafen. Diese Menschen neigen zu Kreislaufstörungen, Gelenkbeschwerden aller Art sowie rheumatoiden Störungen.

Folgende Anwendungen sind gut für sie geeignet: Biochemie in mittleren Dosen, Schrothkur, viel Bewegung, Makrobiotik, irisch-römische Dampfbäder, Massagen, Turnen, Bewegung, Reiz-Strom sowie Wärme-/Kältereize. Allopathische, also schulmedizinische Heilmittel werden gut vertragen, jedoch nicht auf Dauer.

Auf der seelischen Ebene kann das Bewegungsnaturell durch Hypnose, magnetische Heilbehandlung, Aussicht auf Unabhängigkeit und Freiheit, sowie hartes, energisches Zugreifen und Konsequenz unterstützt werden.

Chirurgische Eingriffe werden durch ihr zähes Naturell gut überstanden. Sie sind insgesamt eher unempfindlich und überwinden Krankheiten schnell.

> **Schüßlersalze für das Bewegungsnaturell**
>
> Es empfiehlt sich zur Vorbeugung die kurmäßige Anwendung der Biominerale Nr. 2 Calcium phosphoricum D6, Nr. 3 Ferrum phosphoricum D12, Nr. 7 Magnesium phosphoricum D6 und Nr. 8 Natrium chloratum D6, je 10 Pastillen täglich, etwa 6–8 Wochen

Empfindungsnaturell

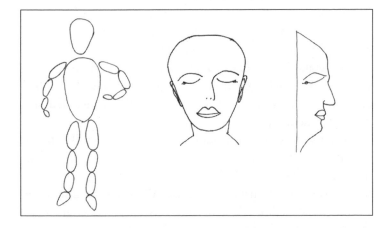

Will man das Empfindungsnaturell darstellen, eignet sich eine Birnen- oder Eiform zur Beschreibung des Körperbaus am besten. Der Körper dieses Naturells ist fein, zart und dünn. Sie wirken zierlich und zerbrechlich. Das Gesicht ist birnenförmig, wobei die Stirn deutlich breiter ist als die Wangenknochen. Das typische Empfindungsnaturell in seiner Reinform charakterisiert sich wie folgt:

- Die Stirn selbst ist am Haaransatz breiter als über den Augen.
- Die Ohren sind sich fein, zart und modelliert.
- Die Augen sind glänzend und scheinen nach innen zu blicken.
- Der Nasenrücken ist zart, die Nase schmal und fein.
- Der Mund wirkt klein und zart, wobei die Oberlippe dominiert.
- Kinn und Kiefer sind schmal und klein, das Kinn tritt gegenüber dem restlichen Gesicht leicht zurück.
- Der Hals ist im Vergleich zum Kopf dünn und zart, bei mittlerer Länge.
- Die Hände wirken feingliedrig und schmal.
- Das Seelenheil des Empfindungsnaturells liegt in Empfindungs- und Ideenreichtum. Menschen dieses Typs sind hilfsbereit, mitfühlend, musisch begabt und auf geistiger Ebene leistungsstark. Tatkraft und Pragmatik sind eher schwach ausgeprägt.
- Beschwerden treten vor allem im Bereich von Nerven, Haut und Sinnesorganen auf. Ebenso gehören Gemütsverstimmungen und psychische Störungen zu den Unzulänglichkeiten, für die der Empfindungstyp anfällig ist.

Die gelblich blasse Hautfarbe und der zarte Körperbau des Empfindungsnaturells werden häufig für ein Zeichen von Schwächlichkeit gehalten, jedoch bedeutet es für diese Menschen Gesundheit. Häufig vermitteln sie den Eindruck der Schutzbedürftigkeit.

Das Geheimnis ihrer Kraft: Vibration (Energiearbeit, Yoga, Intuition), geistige Arbeit, Liebe, Wärme, Licht, wenig Nahrung, aber fein gewählt, eventuell vegetarisch, Obst, süße und pikante Speisen. Kann ein Mensch dieses Typs darauf zurückgreifen, geht es ihm gut. Körperlich zeigt er mäßige Tatkraft. Folgende Anwendungen sind gut geeignet: Biochemie in kleineren Mengen, Homöopathie, Heilmassagen, Fußreflexzonenmassagen, Farbpunktur, Duftstoffe, reifes Obst, Dampf und Teilwasserbehandlung. Sonne, Wärme, gesellige Umgebung, freundliche Pflege, Luftveränderung machen das Empfindungsnaturell zu dankbaren Patienten. Hin und wieder sind sie zwar unpässlich oder verstimmt, aber körperlich selten sehr krank. Ihre Erkrankungen sind eher seelischer Natur.

Schüßlersalze für das Empfindungsnaturell

Zur allgemeinen Unterstützung und Vorbeugung kann das Empfindungsnaturell die Biomineralien Nr. 5 Kalium phosphoricum D6, Nr. 8 Natrium chloratum D6 und Nr. 11 Silicea D12 mit je 7 Pastillen täglich einnehmen. Das stärkt die konstitutionellen Schwachpunkte, etwa 6–8 Wochen.

Welchem Naturell entsprechen Sie am meisten?

Anhand der obigen Beschreibungen können Sie erkennen, dass es im Sinne einer Diät nicht besonders sinnvoll ist, einem Ernährungsnaturell eine Fastenkur zu verordnen, oder gar einem Empfindungsnaturell deftiges Essen. Leider ist diese Klassifizierung unter Medizinern und Heilkundigen nicht sehr bekannt. Denn der Erfolg einer Behandlung, unabhängig davon, ob sie mit Schüßlersalzen oder irgendeiner anderen Methode erfolgt, ist unter anderem in der naturellgerechten Wahl der Anwendung begründet.

Bei den Rezeptvorschlägen zur Verordnung von Schüßlersalzen werden sie feststellen, dass die Dosierung jeweils mit einer Spanne angegeben habe, z.B. 8 bis 12 Pastillen. Das Ernährungsnaturell sollte immer die höhere Anzahl Pastillen wählen, der Empfindungstyp die niedrigste.

Aus meinen Kursen weiß ich, dass es nicht ganz einfach ist, das Naturell zu bestimmen. Daher finden sie im nächsten Abschnitt eine Liste mit bestimmten Kriterien zu den Naturellen.

Stellen Sie sich mit Zettel, Stift und Buch vor den Spiegel, und kreuzen Sie an, welcher Kategorie Sie sich zu dem jeweiligen Kriterium am ehesten zuordnen würden. Anschließend zählen Sie die Kreuze je Kategorie zusammen und erfahren so, welchem Typ Sie am meisten entsprechen.

	Ernährungsnaturell		Bewegungsnaturell		Emfindungsnaturell	
Knochenbau	kräftig, wenig gespannt		fest, stark		zart	
Muskulatur	schwach, weich		fest		fein	
Extremitäten	kurz		lang		feingliedrig	
Schultern	breit, fleischig		breit, kräftig		schmal, abfallend	
Hände	breit, fleischig, kräftig		groß, lang, knochig		zart und klein	
Gesicht	rund, apfelförmig		lang, kastenförmig		klein, birnenförmig	
Kopfform	rund, breit		kastenförmig, länglich		Ei, auf den Kopf gestellt	

	Ernährungsnaturell	Bewegungsnaturell	Emfindungsnaturell
Haare	mitteldick, geschmeidig, mittellang	kräftig, struppig	dünn, fein, seidig, gewellt
obere Stirn untere Stirn	schmal breit	schwach stark	breit schwach
Ohren	groß, fleischig, Läppchen dick	knorpelig, hart, lang	zart, fein modelliert
Augen	mittelgroß, weich, ruhig, in die Nähe blickend	klein, fixierend, gespannt, fest, in die Weite blickend	groß, glänzend, nach innen blickend
Nase	kurz, im unteren Teil füllig	groß, lang, Nasenhöcker	schmal, fein, zarter Rücken
Mund	voll, Unterlippe dominiert	schmal, fest, Unterlippe dominiert	klein, zart, Oberlippe dominiert
Hals	kurz, dick, weich	lang, schmal, sehnig, muskulös	dünn, mittellang, zart
Kinn	weich, gerundet, Doppelkinn	markant, vorspringend, kräftig	klein, fein zurücktretend
Unterkiefer	groß, gerundet, fleischig	markant, breit, eckig, lang	zart
belastete Organe	Drüsen, Magen, Darm, Leber, Lunge	Muskeln, Knorpel, Sehnen, Bänder, Blut, Herz	Nerven, Haut, Sinnesorgane

Naturelle nach Huter

	Ernährungsnaturell	Bewegungsnaturell	Empfindungsnaturell
körperliches Bedürfnis	Ruhe, Ökonomie, realer Lebensgenuss, Stofflichkeit	Dynamik, Tat, Bewegung, Willensausübung	feinstoffliche Energien, mental ausgerichtet
seelisches Bedürfnis	Ruhe, Bequemlichkeit, reichlich gutes Essen, lebenspraktisch, nützlich, versuchen das Bestehende zu halten, ökonomisches Talent	starke Willenskraft, Natur aus Stahl, »Macher« mit suggestivem Einfluss, tatkräftig, nüchtern, praktisch, neigt zu Gemütskälte und Überheblichkeit	empfindungs- und ideenreich, hilfsbereit, Mitgefühl, musisch, geistig leistungsstark, Tatkraft eher schwach, wenig praktisch
Lebensweise	bevorzugt Hausmannskost, Bewegung wird vernachlässigt, zu viel Flüssigkeit, vor allem Bier	sind in Bezug auf Wetter und Strapazen belastbar, stramme Bewegung an der Luft tut gut, neigen zu Überanstrengung und geben sich wenig Ruhe	Liebe, Wärme, Licht, wenig Nahrung, fein gewählt, Obst, vegetarisch, süße und pikante Speisen

	Ernährungs-naturell	Bewegungs-naturell	Emfindungs-naturell
Vorliebe für	gute Nahrungsqualität bei geringer geistiger und körperlicher Arbeit, viel Ruhe	einseitige, mäßige Nahrungsaufnahme, harte körperliche Arbeit	»Vibration«, z.B. Yoga, Intuition, fein ausgewählte Nahrung, mäßig körperliche Tätigkeit
Krankheitsneigung	Fettansatz, Übergewicht, Gicht, Atembeschwerden, Stoffwechselerkrankungen, Krebs, leicht anzustecken	schlafen zu wenig, neigen zu Überanstrengung, geben wenig auf sich Acht, Kreislaufstörungen, Gelenkbeschwerden, rheumatische Konstitution, magern leicht ab	Gemütsverstimmung, Erkältung, nervöse Störungen, psychische Erkrankungen

Grundlagen der Biochemie – Dr. Schüßlers Lebenssalze

Dr. Wilhelm Schüßler lebte 1821 bis 1897 in Oldenburg. Erst spät schloss er mit Hilfe seines Bruders sein Medizinstudium mit dem Doktortitel ab. Er fühlte sich immer zur Forschung hingezogen. Inspiriert durch die Lehren Hahnemannns interessierte er sich für Homöopathie. 1873 veröffentlichte er mehrere kritische Arbeiten über die Homöopathie. Er warf in einem von ihm verfassten Artikel in der »Homöopathischen Zeitung« die Frage auf, ob »sämtliche überhaupt heilbaren Krankheiten mit denjenigen anorganischen Substanzen zu heilen wären, die die natürlichen Funktionsmittel unseres Organismus bilden«.

Dr. Schüßler untersuchte im Krankenhaus die Asche verstorbener, eingeäscherter Patienten. Dabei stellte er fest, dass alle organischen Anteile des Körpers rückstandslos verbrennen. Die zurückbleibenden anorganischen Anteile bilden die Asche, die sich letztendlich immer nur aus den zwölf »Lebenssalzen« zusammensetzt. Im Verlauf seiner Versuche gelangte er zu der Überzeugung, dass der Säftefluss zwischen Körpergewebe und -zellen gehemmt wird, wenn eines oder mehrere dieser anorganischen Nährsalze fehlen. Dadurch werden die Lebensvorgänge gestört und Krankheiten hervorgerufen. Indem man Nährsalze in verriebener Aufbereitung zuführt, die den Organellen in einem bestimmten Krankheitsfall nicht zur Verfügung stehen, werden die Störungen der Zelle (die als Störungen der Molekularbewegung aufgefasst werden) beseitigt. Das biochemische Mittel bewirkt dann, dass das zum normalen Funktionsablauf notwendigen Ionengefälle wiederhergestellt wird. Unter Ionengefälle versteht man unterschiedlich hohe Konzentrationen der Lebenssalze innerhalb und außerhalb der Zellen.

Dies ist zugleich die Definition der biochemischen Heilmethode. Die Wissenschaft versteht unter »Biochemie« die Lehre der biologisch-chemischen Vorgänge im lebenden Organismus.

Der Grundsatz der biochemischen Heilmethode lautet:

Ein nach dem Ähnlichkeitsprinzip gewähltes Mittel ist ein homöopathisches. Jedoch ist ein Mittel, welches den Mineralstoffen des Organismus homogen ist, und dessen Anwendung sich auf die physiologische Chemie gründet, ein biochemisches.

Fehlen Mineralien, so hat das funktionelle Störungen zur Folge, die durch gezielten Ausgleich der fehlenden Mineralien intrazellulär (in der Zelle) zur Heilung führen. Die Kurzform könnte lauten:

Fehlendes wird in der Zelle aufgefüllt.

Dr. Schüßler behandelte seine Patienten mit den zwölf im Blut befindlichen Nährsalzen in festgesetzten Verreibungen. Da er zunächst auf Basis der Homöopathie arbeitete, verwendete er die dort gebräuchlichen Potenzen D3, D6 und D12. das Verfahren der Verreibung ist mit einer homöopathischen Aufbereitung vergleichbar.

Die Salze wurden von Dr. Schüßler nicht nummeriert, sondern alphabetisch sortiert. Da er selbst gegen Ende seines Schaffens nicht mit der Nr. 12 Calcium sulfuricum gearbeitet hat, ist dieses Salz erst später wieder als Nr. 12 in die Liste aufgenommen worden. Sollten Sie sich die Biominerale im nicht-deutschsprachigen Raum besorgen wollen, beachten Sie bitte, dass die

Nummerierung eine andere ist. So ist die Nr. 12 Calcium sulfuricum im nicht-deutschsprachigen Raum alphabetisch anstelle der Nr. 3 einsortiert. Ferrum phosphoricum finden Sie in den Naturkostläden oder Apotheken außerhalb Deutschlands mit der Bezeichnung Nr. 4. Achten Sie daher bitte auf die namentliche Bezeichnung.

Um Missverständnissen vorzubeugen: Die Begriffe Lebenssalze, Nährsalze, Schüßlersalze, Biomineralstoffe, biochemische Salze und dergleichen mehr meinen immer ein und dasselbe, nämlich die von Dr. Schüßler als für unsere Gesundheit unentbehrlich erachteten biochemischen Funktionssalze.

Der Mangel in der Zelle ist oft nicht nachweisbar

Der Mangel in der Zelle ist häufig mit der Apparatemedizin nicht nachweisbar. Selbst empfindlichste Laborgeräte sind nicht in der Lage, die exakt zur Verfügung stehende Mineralmenge *in* der Zelle zu messen. Beispielsweise lässt sich das überwiegend in den Zellen vorhandene Kalium bei Messungen des Kaliumspiegels im Blut nur ungenügend erfassen. Die Messungen sind von vielen leicht beeinflussbaren Faktoren abhängig, wie Temperatur und pH-Wert. Häufig ist bei einem Mangel außerhalb der Zellen kein Mangel innerhalb der Zelle nachzuweisen. Für eine ausgewogene Zellfunktion ist jedoch das Verhältnis der Konzentrationen innerhalb und außerhalb der Zelle ausschlaggebend. Dieses Verhältnis kann labortechnisch jedoch nur indirekt nachgewiesen werden.

Der individuelle (intrazelluläre) Bedarf an Mineralien lässt sich am einfachsten anhand einer Antlitzanalyse bestimmen, wie sie unter anderem in meinem Buch »Gesund durch Schüßlersalze« (Knaur Verlag) ausführlich beschrieben ist.

Warum wächst der Mineralstoffbedarf?

Jede Mutter kann ihrem Kind in der Schwangerschaft nur so viel Mineralien als Grundstock für seine eigene Entwicklung mitgeben, wie sie selbst zum Zeitpunkt der Schwangerschaft in sich trägt.

Versetzen Sie sich gedanklich zurück in die Zeit, in der Dr. Schüßler lebte und arbeitete. Nehmen wir einmal die Zeit um 1850. In dieser Zeit gab es kein Auto, keinen Strom – und entsprechend weder Telefon noch Fernseher, Radio, Kühlschrank oder Elektroherd. Kurz, es gab keinen Elektrosmog. Zitrusfrüchte gab es nur für die Menschen, die in den Anbauregionen lebten oder für die reiche Gesellschaft bei Hofe, die allerdings auch all die Leiden, die wir heute als Zivilisationskrankheiten bezeichnen, kannten. Ebenso waren Genussgifte wie Kaffee, Tee, Schokolade oder Alkohol bestenfalls an hohen Festtagen und nur in kleinen Mengen verfügbar. Dünger gab es nur auf natürlicher Basis. Die Ernte erfolgte, wenn das Obst und Gemüse reif war. Ohne große Umwege kam es auf den Markt und wurde täglich frisch zubereitet. Gegessen wurde, was die Region und die Natur der Jahreszeit entsprechend lieferten. Über den Winter gab es natürliche Fastenzeiten, da sich die Vorratskammern leerten. Man war auf erste Kräuter und frostfeste Gemüse und Früchte, z. B. Brennnessel, Löwenzahn, Schlehenfrüchte oder Grünkohl angewiesen, um den Mineralstoff- und Vitaminverlust wieder auszugleichen. Außerdem bewegten sich die Menschen bei der Arbeit erheblich mehr als heute. Die Mineralstoffversorgung war in unseren Breiten so gut, dass Dr. Schüßler in seinen alten Schriften in chronischen Fällen eine Einnahme von 2 bis 4 Pastillen täglich zum Ausgleich des Mineralstoffbedarfs für ausreichend hielt und damit auch erfolgreich war.

Machen wir einen Zeitsprung. Wie sah es denn in den goldenen 20ern aus? Es gab Strom; Autos und Genussgifte standen bereits einer viel breiteren Bevölkerungsschicht zur Verfügung.

In den Fabriken und auf den Feldern wurde noch immer hart gearbeitet, jedoch gestaltete sich das Leben mit den ersten Haushalts- und Landwirschtaftsgeräten bereits etwas bequemer. Erste Kunstdünger wurden entwickelt und wenig später eingesetzt. Da es in den meisten Haushalten nun bereits Strom gab, wuchs schleichend die Belastung durch Elektrosmog – von dem man damals noch nichts ahnte, geschweige denn das Wort kannte. Und Elektrosmog ist nur *eine* Errungenschaft der modernen Welt, die den Bedarf an Mineralien ansteigen lässt.

Wieder ein Zeitsprung – die wilden 60er. Nach den Wirtschaftswunderjahren der 50er hatten bereits etliche Haushalte Kühlschränke und Waschmaschinen. Der Fernseher hielt Einzug in die Wohnzimmer. Auch Autos wurden in vielen Familien angeschafft. Frauen begannen, ihren Teil zum Haushaltsgeld dazuzuverdienen. Die Emanzipation war auf dem Vormarsch. Frauen waren längst mit ihrer Rolle hinterm Herd nicht mehr zufrieden. Immer mehr Haushaltsgeräte erleichterten ihnen die Arbeit. So wurde Zeit für neue Projekte frei, was allerdings gleichzeitig bedeutete, dass industriell verarbeitete Nahrung in die Haushalte kam. Das machte die Nahrungszubereitung einfacher. Und damit begann auch der drastisch zunehmende Mineralstoffmangel. Industriell verarbeitete Nahrung ist im Allgemeinen von einer niedrigeren Qualität als Lebensmittel, die auf dem Markt verkauft werden. Der Einsatz von Maschinen bei der Verarbeitung mindert in der Regel die Qualität. Die Nahrung wird mit unterschiedlichen Konservierungsverfahren haltbar gemacht und damit auch der letzte Keim (der vielleicht vom Organismus gebraucht würde) abgetötet. Das heißt, industriell verarbeitete Nahrung – seien es Konserven oder Tiefkühlkost – ist keine lebende Nahrung, also kein Lebensmittel, denn Leben ist darin nicht mehr enthalten.

Unsere Zeitreise geht ihrem Ende entgegen. Kommen wir zurück in die Jetztzeit, Beginn des 21. Jahrhunderts. Wovon ernährt sich der weit überwiegende Teil der Bevölkerung in Industriestaaten? Im Allgemeinen von industriell aufbereiteter

Nahrung. Wer macht sich die Mühe oder besser: nimmt sich die Zeit und kocht täglich mit frischen Lebensmitteln, die beim (Bio-)Bauern gekauft wurden?

Parallel zu dieser Entwicklung nehmen wir uns immer weniger Zeit für Bewegung. Damit laden wir Schlacken geradezu ein, sich an Po, Hüfte oder Bauch abzulagern.

Das Ergebnis dieser Entwicklung: Ein Drittel aller Kinder und ein Viertel aller Erwachsenen sind übergewichtig, gleichzeitig jedoch unterernährt. Denn das, was sie zu sich nehmen, macht sie zwar zunächst satt, aber es nährt sie nicht. Es füllt nur den Magen. Nährstoffe wie Mineralien und Spurenelemente sind in so genanntem Fastfood durch die intensive industrielle Verarbeitung nicht enthalten.

Doch die Ernährung spielt eine außerordentlich wichtige Rolle bei der Gesunderhaltung. Naturbelassene Lebensmittel und eine Umstellung der Ernährung auf die individuell passenden Nahrungsmittel stabilisieren den Mineralhaushalt dauerhaft. Bevor jedoch die Mineralstoffe wieder vollständig aus der Nahrung aufgenommen werden können, müssen die Depots intensiv aufgefüllt werden. Hier finden die Schüßlersalze ihren Einsatz. Bei der heutigen Ernährungssituation sind die Biomineralien im Bereich der intrazellulären Versorgung ein Muss.

Bei drastischen, klinisch festgestellten Mineralverschiebungen handelt es sich immer um die extrazelluläre Situation, die zusätzlich mit Nahrungsergänzungen aus Reformhaus, Drogerie oder Apotheke abgedeckt werden sollte.

So wirken die Biomineralien

Alle Schüßlersalze finden wir als wichtige anorganische Bestandteile in unserem Organismus, wo sie, je nach Bedarf der verschiedenen Gewebearten, sowohl zusammengeführt als auch wieder abtransportiert werden. Im Blut sind sämtliche anorganische und organische Nährstoffe für alle Körperzellen und Gewebe enthalten: Wasser, Zucker, Fett, Eiweißstoffe, Fluor-Calcium, Kieselsäure, Eisen, Kalk, Magnesium, Natrium und Kalium. Letztere sind an Phosphor, Schwefel oder Chlorid gebunden.

In den feinsten Blutgefäßen des Körpers, dem Kapillarsystem, befindet sich gewissermaßen eine Sammelstelle, von der jeder Teil des Körpers – ganz nach Bedarf – das erhält, was er zu seinem Aufbau und Unterhalt benötigt. Hierzu zählen nicht nur die biochemischen Salze, sondern unter anderem auch Vitamine, Spurenelemente und Hormone (Botenstoffe). Von hier beziehen die Zellen die Grundbausteine zur Eiweißsynthese und zum Zellaufbau. Daraus entsteht neues Gewebe, also Muskeln, Sehnen, Knorpel und Knochen.

In den Muskeln finden wir Kalium, Magnesium und Ferrum (Eisen), im Bindegewebe Fluor und Silicea (Kieselsäure), im Knorpel und in den Knochen Fluor, Calcium und Magnesium. In den Nerven und im Gehirn befinden sich Natrium und Magnesium, Calcium und Kalium. Diese Mineralsalze und noch einige andere Spurenelemente dienen als Vermittler der biochemischen Lebensabläufe. Der Sauerstoff, den wir mit der Luft einatmen, ermöglicht die energiespendenden Verbrennungsvorgänge beim Zellstoffwechsel. Daraus gehen in der Hauptsache Wasser, Milch- und Harnsäure, Ammoniak, Harnstoff und Schwefelsäure als Abbauprodukte hervor. Treten Störungen im Konzentrationsgefälle der einzelnen biochemischen Salze ein, sei es durch zu geringe Zufuhr oder durch gestörten Abtransport der verbrauchten Stoffe, besteht eine erhöhte Anfälligkeit für Krankheiten.

Es gibt unterschiedliche Darreichungsformen der Salze für den Körper. Die über die Mundschleimhäute als Pastillen zugeführten potenzierten Mineralien werden auch bei gestörter Darmflora optimal aufgenommen. Durch die hohe Verdünnung sind die biochemischen Mineralien exakt so aufbereitet, dass sie direkt dem Blut zugeführt und an den Ort der geringsten Konzentration im Körper transportiert werden, wo entsprechend der höchste Bedarf besteht. Über Reize im Körper wird nun der Organismus angeregt, aus der Nahrung die für ihn wichtigen Stoffe herauszuholen. Die Salze wirken hier als Katalysatoren, also als Stoffe, die Reaktionen auslösen, aber selbst unverändert daraus hervorgehen.

Dr. Schüßler schreibt dazu: »… dass das Mittel so verdünnt sein muss, dass seine frei gewordenen Moleküle durch das Epithel der Mundhöhle, des Schlundes und der Speiseröhre und durch die Wandungen der Kapillaren in das Blut treten können, um von dort im Organismus überall hin diffundieren zu können. Ein Teil dieser durch die Zellmembran gelangten Moleküle erreicht den Krankheitsherd und bewirkt dort die Deckung des Defizits, welches die Ursache der betreffenden Erkrankung ist. Sie bewirken eine lebhafte Molekularbewegung, in welche gleichartige Stoffe aus der Nachbarschaft treten. Diese Stoffe gelangen in die pathogen veränderten Zellen, und somit kommt Heilung zustande. Das biochemische Heilverfahren liefert dem Heilbestreben der Natur die demselben an betreffenden Stellen fehlenden natürlichen Mittel, die anorganischen Salze.«

Im Folgenden werden die biochemischen Funktionsmittel nach Dr. Schüßler jeweils unter sechs Gesichtspunkten vorgestellt:

Äußerliche Kennzeichen

Bei den meisten Mineralstoffen lässt sich ein Mangel an mehreren charakteristischen Zeichen und Positionen im Gesicht erkennen. Diese werden in diesem Abschnitt kurz beschrieben.

Allgemeine Beschreibung des Biominerals

In diesem Abschnitt finden Sie eine kurze Zusammenfassung der wichtigsten Anwendungsgebiete eines jeden Minerals in Bezug auf die körperliche Ebene.

Wirkung bei der Gewichts- und Stoffwechselregulation

In diesem Abschnitt der Beschreibung des biochemischen Salzes finden Sie dessen spezielle Wirkung auf den Stoffwechsel sowie Auswirkungen auf die Gewichtsregulation.

Psychische Zeichen des Mineralbedarfs

Der Mangel eines bestimmten Minerals zeigt sich nicht immer körperlich. Manchmal fühlen Sie sich verstimmt, verzagt, unruhig oder zerstreut. In diesem Abschnitt finden Sie die kurze Beschreibung der psychischen Auswirkungen des jeweiligen Mineralbedarfs.

Seelisch-geistiger Hintergrund

Die Aufnahmebereitschaft des Körpers für Mineralsalze hängt mit den seelischen Kräften zusammen. Durch die innere Übung, gegenwärtige Lebenssituationen zu betrachten, mögliche Konsequenzen für die Zukunft zu bedenken und Erfahrungen der Vergangenheit als Gelerntes mit einfließen zu lassen, wird die Aufnahme der Salze, auch aus der Nahrung, erhöht.

Eine Entgleisung des Stoffwechsels bedeutet auch, eine innere Bereitschaft für diese Störung zu haben. Mit Bereitschaft sind hierbei ein oder mehrere Lebensmuster gemeint, welche die Störung begünstigen. Unter Lebensmustern versteht man zum einen über Generationen hinweg weitergegebene Handlungsweisen, beispielsweise wie in einer Familie mit Problemen umgegangen wird, und zum anderen Lebensgewohnheiten wie das Essverhalten.

Wurde ein Mensch in der Kindheit mit Süßigkeiten »ruhig gestellt« (»belohnt«), wird er auch als Erwachsener Lob und Anerkennung mit Süßigkeiten gleichsetzen. Eltern, die sich mit ihrem Kind beschäftigen und ihm zuhören, wenn es etwas zu sagen hat, und die ein Problem ansprechen, geben dem Kind ein Muster der Konfliktbewältigung mit auf den Weg, in dem Essen kein Ersatz für Zuwendung ist. Da das Kind es nicht anders kennt, übernimmt es dieses Muster von seinen Eltern und wird es auch in seinem Umfeld so leben. Wurden hingegen Konflikte um des lieben Friedens willen unterdrückt und die (Schein-)Harmonie um alles in der Welt aufrechterhalten, so kann auch das Kind Konflikte zunächst nicht durch eine Aussprache lösen. Es entstehen Ersatzbefriedigungen, die diese Bedürfnisse ersetzen sollen.

Nutzt ein Familienmitglied die Chance, ein Familienmuster zu durchbrechen, beispielsweise durch Therapie oder Selbsterfahrung, wird diese »familienbedingte Kommunikationsstörung«, die sich über den Stoffwechsel ausdrückt, unterbrochen.

Geschieht dies nicht, so belasten die als Ersatz geschaffenen Muster die Psyche an ganz spezifischen Stellen im Körper, die über bestimmte Organe zum Ausdruck kommen. So steht etwa die Lunge für den Bereich der Kommunikation, die Nieren werden den zwischenmenschlichen Beziehungen zugeordnet. Die Leber repräsentiert Trauer und Vergebung, die Blase das Thema Loslassen. Viele Autoren haben sich inzwischen zur Sprache der Organe und den zugeordneten Themen geäußert (z.B. Ruediger Dahlke, Louise L. Hay, H. Tietze etc.).

Entsprechend kann dem Hauptbedarf eines Salzes eine übergeordnete, meist unbewusste innere Haltung zugeordnet werden. So verbirgt sich zum Beispiel hinter dem Mangel an Nr. 1 Calcium fluoratum ein Mangel an Beweglichkeit und Flexibilität gegenüber neuen Gegebenheiten, in der äußeren Welt ebenso wie innerlich. Weitere Einzelheiten zu diesem Thema finden Sie bei den Beschreibungen der verschiedenen Salze ab Seite 64.

Besonderheiten

Manche Lebens- und Verhaltensweisen verstärken den Bedarf nach bestimmten Mineralien. Soweit bekannt, sind in diesem Abschnitt die mangelverstärkenden Faktoren erwähnt sowie eindeutige Zeichen für den akuten Mineralbedarf.

Grenzen der biochemischen Heilmethode

Die Informationen in diesem Buch dienen der Gesunderhaltung und Regulation. Bei Unwohlsein, wenn Sie sich also weder richtig krank noch richtig gesund fühlen und einen Arztbesuch nicht für erforderlich halten, können die biochemischen Salze ausgezeichnete Helfer sein. Sie können damit Ihre Lebensqualität steigern und Störungen mindern, denen wir heute auch umweltbedingt ausgesetzt sind.

An dieser Stelle sei noch einmal ausdrücklich auf die Grenzen der Selbstbehandlung hingewiesen. Wenn Sie unter einer ernsthaften Erkrankung leiden oder unter extremem Übergewicht, sollten Sie unbedingt einen Heilpraktiker oder Arzt zu Rate ziehen!

Die Biomineralien und ihre Wirkung

Nr. 1 Calcium fluoratum D12

Äußerliche Kennzeichen

Im Gesicht zeigt sich der Mangel an Nr. 1 Calcium fluoratum D12 im Dreieck zwischen Augenwinkel und Augenmitte. Es gibt zwei Varianten. Entweder erkennen Sie Fältchen, deren Linien sich kreuzen (Würfelfältchen), die sich bei ausgeprägtem Bedarf auch am Oberlid zeigen können, oder/und dieses Dreieck ist bläulich-rot verfärbt. Die Färbung ist bei Kindern häufig gut zu erkennen. Die Würfelfältchen zeigen einen schon länger bestehenden Mangel, die Färbung einen kurzfristigen Bedarf. Im zweiten Fall wird kurzfristig mit 18 bis 24 Pastillen am Tag hoch dosiert behandelt.

Allgemeine Beschreibung des Biominerals

Nr. 1 Calcium fluoratum D12 ist das Funktionsmittel, das die Balance zwischen schlaff und zu fest hält. Es sorgt dafür, dass sich Gewebe, das sich dehnt, auch wieder zusammenzieht und umgekehrt. Die schützenden Hüllen um Knochen und Haut sowie der Zahnschmelz benötigen für ihre einwandfreie Funktion verhältnismäßig große Mengen an Calcium fluoratum. Wenn im Körper ungefähr 150g Calcium fluoratum vorhanden sind, ist die störungsfreie Funktion gewährleistet. Der Mangel hat sich meist über Jahrzehnte aufgebaut und bedarf daher einer längeren kontinuierlichen Einnahme, um die Depots wieder aufzufüllen und die Erscheinungen verschwinden zu lassen. Fehlt Calcium fluoratum im Körper, stellen Sie das z.b. an starker Hornhautbildung fest.

Die durchschnittliche Einnahmemenge liegt bei 10 bis 15 Pastillen täglich. Die Dosierung ergibt sich aus dem Naturell (vgl. Seite 41ff).

Nr. 1 Calcium fluoratum D12 wirkt in Bindegewebe, Sehnen, Bändern, Gefäßen und Haut und reguliert die Elastizität der Zellmembran. Es lindert Beschwerden und mindert Erscheinungen wie Ohrgeräusche, übermäßige Gelenksmobilität (Schlottergelenke), Arteriosklerose, erhöhter Blutdruck, Arthrose, verhärtete Drüsen, Organsenkungen, Karpaltunnelsyndrom, Sehnenverkürzung, Hämorrhoiden (als Salbe), Karies, durchscheinende Zahnspitzen, Hämatome, Schwielen, Schrunden, übermäßige Hornhautbildung, Veränderungen der Füße (Fersensporn, Überbein, Platt-, Senk- oder Spreizfüße) sowie splitternde oder zu weiche Nägel. Auch chronische Erkrankungen werden in ihrer starren behandlungsresistenten Struktur »aufgeweicht« und gebessert. Die Zähne finden wieder Halt in den Kieferknochen. Daher ist Calcium fluoratum auch bei losen Zähnen ein außerordentlich wichtiges Mineral.

Wirkung bei der Gewichts- und Stoffwechselregulation

Nr. 1 Calcium fluoratum D12 hilft, alte, abgekapselte Ablagerungen aufzulösen. Festhalten an Altem, z. B. an Ernährungsgewohnheiten, die für Sie heute »eigentlich« keine Bedeutung mehr haben, kann eine Ursache für Übergewicht sein. Angst nicht genug zu bekommen verleitet dazu, den Teller noch einmal zu füllen.

Eine weitere Angewohnheit, die zu Übergewicht führen kann, ist, den Teller immer leer zu essen, um den Gastgeber nicht zu beleidigen. Oft genug wird einem mit der nachdrücklichen Aufforderung »Ach komm, ein Nachschlag geht schon noch!« eine weitere Portion Essen aufgedrängt.

Calcium fluoratum hilft Ihnen, sich dieser Muster bewusst zu werden und sie zu verändern. Sollten Sie speziell diesen Aspekt bearbeiten wollen, nehmen Sie nicht mehr als 3 x 3 Pastillen täglich mindestens 18 Monate lang ein.

Psychische Zeichen des Mineralbedarfs

Personen mit Zeichen des Calcium-fluoratum-Bedarfs neigen zu Anpassungsschwierigkeiten, mangelnder Flexibilität, Sturheit, Verschlossenheit und Verbissenheit oder zu unbegründeten Ängsten. Sie versuchen sehr viel auf einmal zu schaffen, sind damit der klassische Workoholic und haben die Tendenz, sich selbst dabei zu vergessen. Der Grund für die übertriebene Aktivität liegt in der Sehnsucht nach Anerkennung. Es fehlt an innerem Halt. Damit dies nicht zu sehr zu erkennen ist, neigt der Betreffende zu einer inneren Starre, die sich bald auch in seiner Körperhaltung zeigt.

Seelisch-geistiger Hintergrund

Calcium fluoratum hat einen Bezug zum Binde- und Stützgewebe. Es sorgt dafür, dass die Haut ausreichend fest, aber auch elastisch genug ist, den Einflüssen der Umwelt standzuhalten. Ähnlich ist auch die Wirkung im seelischen Bereich. Personen mit auffälligem Calcium-fluoratum-Bedarf beißen sich durch ihr Leben. Sie beharren auf ihrem Standpunkt, meist aus Sorge um ihre Existenz. Der Körper drückt über die Verhärtung aus, dass etwas festgefahren ist. Verschlossenheit und Verhärtung im Gemüt geben ebenfalls einen Hinweis darauf.

Nr. 1 Calcium fluoratum D12 sorgt für mehr Klarheit und die Fähigkeit, flexibler und weicher zu werden – vor allem sich selbst gegenüber. Durch die Einnahme von Calcium fluoratum werden Sie unterstützt in ihrem Vorhaben, einen Schritt nach dem anderen zu tun und dabei liebevoller im Umgang mit sich selbst zu werden.

Besonderheiten

Elektrosmog, Belastungen durch Wasseradern, Stress und Hektik verstärken den Bedarf an Nr. 1 Calcium fluoratum D12. Hornhautbildung ist ein weiteres Signal für einen bestehenden Mangel.

Nr. 2 Calcium phosphoricum D6

Äußerliche Kennzeichen

Der Bedarf an Nr. 2 Calcium phosphoricum D6 zeigt sich in Form einer wachsweißen Farbe. Besonders gut ist diese direkt vor dem Ohr zu sehen. Bei ausgeprägtem Bedarf zeigt sich die Farbe auch von der Nasenwurzel bis unter die Augenbrauen. Am Hals erscheint vor dem Kehlkopf ein heller Fleck. Auch die Ohren können sich wachsfarben darstellen.

Allgemeine Beschreibung des Biominerals

Insgesamt enthält unser Körper etwa 4,5 kg Calcium phosphoricum. Es ist Hauptbestandteil der Knochensubstanz. Dieses Funktionssalz ist ein weiteres sehr bedeutendes Mineral für den Knochenbau, ferner ein wichtiges Mittel zur Blut-, Eiweiß- und Zellbildung. Zusammen mit Calcium fluoratum D12 ist es das Hauptmittel gegen Osteoporose. Auch die Schilddrüse reagiert auf Calcium phosphoricum D6.

Darüber hinaus stärkt die Nr. 2 die Nerven und wirkt bei lang anhaltender Verkrampfung erleichternd. Aufgrund dieser nervenstärkenden Wirkung kann es bei Schlafstörungen, Wetterempfindlichkeit, nervösen Schweißausbrüchen und Herzbeschwerden, schnellem Pulsschlag, Kribbeln oder Taubheitsgefühl in den Gliedmaßen eingesetzt werden.

Nr. 2 Calcium phosphoricum D6 fördert die Konzentrationsfähigkeit und beschleunigt die Rekonvaleszenz. Es hilft bei Überanstrengungskopfschmerz und rascher Ermüdbarkeit. Der zusätzliche Einsatz der Salbe hat sich bei Skoliose, Muskelschmerzen, Hexenschuss und Ischialgie bewährt. Ist der Bedarf an Calcium phosphoricum sehr hoch, wird kein Eiweiß mehr verarbeitet. Es kommt zur Ausflockung von Eiweiß und zur Einlagerung ins Gewebe.

Auch im Bereich der Allergien kommt dieses Schüßlersalz zum Einsatz. Calcium phosphoricum kann bei Milch- und Eiweißallergien positive Wirkungen entfalten. Sollten Sie an Allergien leiden, ist auf Weizen- und Kuhmilchprodukte zu verzichten, ebenso sollte der Genuss von tierischen Eiweißen auf eine Sorte pro Mahlzeit reduziert werden.

Je nach Beschwerden variiert hier die Einnahmedauer. Sie sollte jedoch nicht unter 8 Wochen angesetzt werden, mit mindestens 12 bis 15 Pastillen täglich.

Wirkung bei der Gewichts- und Stoffwechselregulation

Durch Nr. 2 Calcium phosphoricum D6 wird die Schilddrüse beeinflusst und damit der Stoffwechsel wirksam unterstützt. Wie bereits erwähnt, bewirkt ein Mangel an diesem Biomineralstoff die Ausflockung von Eiweiß in das Gewebe. Diese Eiweißflocken lagern sich gern im Bereich des Rückens und der Oberschenkel ab und sorgen für mehr Gewicht, ohne dass wirklich Fett eingelagert würde.

Ein weiterer Aspekt dieses Biominerals ist das Loslassen der Idee, eine Modelfigur haben zu müssen.

Psychische Zeichen des Mineralbedarfs

Trägheit, Antriebslosigkeit, Reizbarkeit und Neigung zu Aggressionen sind psychische Anzeichen für den Bedarf an Nr. 2 Calcium phosphoricum D6.

Seelisch-geistiger Hintergrund

Ebenso wie jede Zelle im Körper seine Funktion hat, hat auch jedes Lebewesen seine Funktion und seinen Platz. Im Mangel an Nr. 2 Calcium phosphoricum D6 zeigt sich die Weigerung, sich dem Fluss des Lebens hinzugeben und zu vertrauen. Menschen, bei denen sich dieser Mangel zeigt, bemühen sich krampfhaft um innere Führung. Das zeigt sich in unterschiedlicher Weise. Man könnte die Betroffenen in zwei Gruppen einteilen. Beide neigen zu Extremen. Eine Gruppe ist sehr irdisch und befasst sich ausschließlich mit Themen, die man anfassen, sehen und begründen kann. Sie sind sehr kritisch und brauchen einen festen Rahmen, in dem sie sich sicher fühlen und der überschaubar ist. Die zweite Gruppe folgt wie ein Fähnchen im Wind jeder Strömung und hinterfragt zunächst kaum etwas. Sie scheint einige Zentimeter über dem Boden zu schweben. Diesen Menschen fehlt es an Erdung. Sie neigen dazu, anderen die Verantwortung für sich zuzuschieben. Beiden Gruppen fehlt eine Brücke in die andere Welt. Diese Brücke heißt Vertrauen. Mit dem Satz »Herr, Dein Wille geschehe« und der Unterstützung durch Calcium phosphoricum kann das Vertrauen in die innere Führung gefördert werden.

Besonderheiten

Bei einer ausgeprägten Bedarfssituation entwickelt sich Heißhunger auf pikante Speisen wie z. B. Senf, Ketchup oder geräucherte Nahrungsmittel.

Nr. 3 Ferrum phosphoricum D12

Äußerliche Kennzeichen

Wenn Sie an den Augen vorbei den Zeigefinger mit der Fingerkuppe an die Nasenwurzel legen, zeigen Sie genau auf den Bereich, wo sich der Bedarf an Nr. 3 Ferrum phosphoricum D12 als Schatten darstellt. Bei akutem Bedarf sind hellrote Fieberbäckchen zu sehen. In diesem Fall sollten Sie alle 5 Minuten eine Pastille im Mund zergehen lassen, bis die akuten Symptome verschwunden sind. Zeigen sich hingegen bläulich schwarze Schatten an der Nasenwurzel, sind 12 bis 15 Pastillen pro Tag die richtige Dosis.

Allgemeine Beschreibung des Biominerals

Nr. 3 Ferrum phosphoricum D12 ist das »Erste-Hilfe-Mittel«. Es wird bei Fieber, Wunden, Blutungen aller Art sowie Entzündungen im akuten Stadium eingesetzt. Der Bedarf des Körpers ist mit 3 g gedeckt.

Ferrum phosphoricum wird zwar in jeder Zelle benötigt, vorrangig jedoch in den roten Blutkörperchen. Die Verbrennungsvorgänge in den Zellen werden durch die Aktivierung des Sauerstoffs, welche dieses Nährsalz bewirkt, unterstützt. Ferner verbessert es den Transport aller im Körper befindlichen Stoffe. Kälte, Stress und alle den Stoffwechsel anregenden Stoffe wie Kaffee, Tee, Kakao (hierin das Theobromin) und damit auch Schokolade erhöhen den Verbrauch an Ferrum phosphoricum.

Eine Entzündung ist das sichere Zeichen, dass dem Körper zuwenig Ferrum phosphoricum zur Verfügung steht. Weitere Einsatzbereiche sind Steigerung der körperlichen Leistungsfähigkeit, infektiöse Kinderkrankheiten im Anfangsstadium, Fieber bis 38,5°C, klopfender, pochender Schmerz, Sonnenunverträglichkeit, Sonnenbrand, Verbrennungen (in Verbindung mit Nr. 8), Verstauchung, allgemeine Schwächezustände, chronische Müdigkeit, Muskelkater, Anämie und Schwangerschaft.

Im akuten Fall wird alle 5 Minuten eine Pastille genommen. Sollten Sie keine Beschwerden haben, sich jedoch die Schatten an den Augenwinkeln zeigen, nehmen sie 10 bis 12 Pastillen täglich.

Wirkung bei der Gewichts- und Stoffwechselregulation

Nr. 3 Ferrum phosphoricum D12 sorgt für die Blutreinigung und ist bei Diäten und Fastenkuren ein wichtiges Mittel zur Unterstützung. Es unterstützt auch das Durchhaltevermögen und fördert die Reaktionsbereitschaft von Körper, Geist und Seele. Ferner unterstützt es die Gelassenheit. Sie lernen, sich nicht mehr an allem zu reiben und – in doppeltem Sinne – nicht mehr alles in sich hineinzufressen. So lassen Sie auch die Pfunde gehen bzw. gar nicht erst kommen.

Psychische Zeichen des Mineralbedarfs

Geringe Widerstandskraft, Schwächezustände, Ängstlichkeit, Konzentrationsmangel, mangelnde Durchsetzungskraft, Unruhe und Schlaflosigkeit sind psychische Zeichen des Bedarfs an Ferrum phosphoricum.

Seelisch-geistiger Hintergrund

Der Einsatz von Nr. 3 Ferrum phosphoricum D12 im seelischen Bereich unterstützt die Reaktionsbereitschaft und stärkt den Rücken. Damit fällt es Ihnen leichter, sich zu behaupten.

Sollte sich bei Ihnen der Bedarf an diesem Biomineralstoff zeigen, können Sie davon ausgehen, dass auf seelischer Ebene ihr Schutzschild gegen Umwelteinflüsse aller Art nicht ausreicht, was sich psychisch z. B. als »geringe Widerstandskraft« zeigt. Mit der Anwendung von Ferrum phsophoricum lernen Sie Situationen angstfrei zu begegnen und erkennen manch neuen Ansatz, um Schwierigkeiten zu lösen.

Besonderheiten

Rotwein, Zucker, Kakao, schwarzer Tee und Kaffee verstärken den Bedarf an Ferrum phsophoricum D12.

Nr. 4 Kalium chloratum D6

Äußerliche Kennzeichen

Ziehen sich beim Sprechen weiße Fäden in den Mundwinkeln, bilden sich weiche Fettablagerungen (Lipome) unter der Haut oder in den Skleren (das Weiße des Augapfels) oder finden sie kleine »Grieskörnchen« unter dem Auge, dann fehlt Ihnen Nr. 4 Kalium chloratum D6. Der Mund ist wie mit Lipliner weiß umrandet. Bei hohem Bedarf sind das Munddreieck (Nase bis Kinn) und die Augen bläulich-weiß. Die Farbe erinnert an Magermilch. Häufig sind die Lidränder rot.

Allgemeine Beschreibung des Biominerals

Mit 100 g Gesamtmenge ist der Organismus mit Kalium chloratum ausreichend versorgt. Es kommt in nahezu jeder Zelle vor. Dieses Funktionssalz ist leicht wasserlöslich und in der Lage, Gift aus dem Gewebe zu lösen. Es bildet und bindet Faserstoff im Körper. Faserstoff unterstützt die Blutgerinnung und hat dadurch Auswirkungen auf die Fließgeschwindigkeit des Blutes. Es dient als Betriebsstoff der Drüsen und ist ein wichtiges Entgiftungsmittel. Ferner kommt diesem Biomineral eine wichtige Rolle bei der Kohlenhydratverwertung zu.

Kalium chloratum findet seine Anwendung unter anderem bei allen Beschwerden, welche die Schleimhäute betreffen (Hals, Nase, Lunge, Darm, Magen, Niere, Prostata, Gebärmutter usw.), bei Drüsenentzündungen, zur Ausleitung von Giften, Sehnenscheidenentzündung, Kinderkrankheiten, Schwerhörigkeit, Vitiligo (Weißfleckkrankheit) und Couperose (Gesichtsäderchen). Es fördert den Milchfluss beim Stillen. Bei diesem Salz ist eine Einnahme von 12 bis 15 Pastillen täglich angebracht. Im Falle einer Entzündung nehmen Sie alle 10 Minuten 1 Pastille im Wechsel mit Nr. 3 Ferrum phosphoricum D12.

Wirkung bei der Gewichts- und Stoffwechselregulation

Nr. 4 Kalium chloratum D6 öffnet die Schleusen, sorgt für die Ausleitung von Stoffwechselgiften (auch emotionalen) und fördert die Entstauung des Bindegewebes. Es hilft Ihnen mit Ihrer Sensibilität leichter umzugehen. Der Körperumfang ist auch dazu da, andere auf Abstand zu halten, da ein Mensch mit hohem Kalium-chloratum-Mangel mit Nähe schlecht umgehen kann. Durch körperliche Fülle hält er andere auf Abstand. Der Betroffene neigt dazu sich mit Dingen anzufüllen, die nicht zu ihm gehören. Das heißt, er kümmert sich zu viel um andere. Körperlich kompensiert er die hohe Sensibilität mit Nahrung, um sich das Gefühl zu geben, sich nicht zu verlieren.

Psychische Zeichen des Mineralbedarfs

Gefühle werden von Personen mit hohem Kalium-chloratum-Bedarf sehr intensiv erlebt. Sie neigen zu zweierlei Verhaltensweisen, die beide dem Schutz dienen. Entweder versuchen sie ihre hohe Sensibilität nicht zu zeigen, indem sie sich »cool« geben – gleichmütig und träge. Oder ihre Sensibilität äußert sich in übertriebener Sorge vor Krankheiten (Hypochondrie).

Seelisch-geistiger Hintergrund

Menschen mit ausgeprägtem Bedarf an Nr. 4 Kalium chloratum D12 sind gute Berater. Da sie selbst intensiv empfinden, können sie sich gut in Unzulänglichkeiten ihres Gegenübers einfühlen. Allerdings ist ihre Aufmerksamkeit sehr nach außen gerichtet, weg von der eigenen Befindlichkeit. In der Kommunikation mit anderen fühlen sie sich als »Opfer« ihrer Lebensumstände. »Die Eltern …, der Chef … ist schuld, dass …«; »Es war so zugig dort, dass ich mich direkt erkältet habe …«, »Wenn mein Mann anders reagiert hätte, …« sind für den Mangel an Kalium chloratum typische Aussagen. Der Grund für Störungen wird im Außen gesucht. Die Einsicht »des eigenen Glückes Schmied zu sein« und damit die Verantwortung für die Ereignisse in seinem Leben zu tragen, ist noch zu entwickeln. Kalium chloratum hilft Ihnen Druck und Sorgen leichter zu nehmen. Da es auch auf der Seelenebene öffnend wirkt, hilft es seelische Giftstoffe auszuleiten.

Besonderheiten

Milchprodukte, Alkohol und Elektrosmog verstärken den Mangel an Nr. 4 Kalium chloratum D6. Sollten Sie, wenn Sie Hunger haben, aggressiv reagieren und zu Schwäche neigen, ist das ein Zeichen für den Bedarf an diesem Biomineralstoff.

Nr. 5 Kalium phosphoricum D6

Äußerliche Kennzeichen

Der Mangel an Nr. 5 Kalium phosphoricum D6 zeigt sich im Gesicht als Grauschleier. Handelt es sich um eine kurzfristige Bedarfssituation, ist der Bereich zwischen Nase und Oberlippe grau. Ist der Mangel weiter fortgeschritten, sieht man den Grauton um den Mund, an den äußeren Augenwinkeln sowie an den Schläfen. Kalium phosphoricum sollte so lange eingenommen werden, bis der Grauton aus dem Gesicht verschwindet.

Allgemeine Beschreibung des Biominerals

»Kalium statt Valium« heißt es bei den Anhängern der Schüßlersalze. Kalium phosphoricum wird in der Biochemie unter anderem als Antidepressivum beschrieben. Es kommt in Nerven, Gehirn, Blut und Muskelzellen vor. Es ist der Treibstoff der Zellkraftwerke, der Mitochondrien. Etwa 120 g Gesamtmenge sollten im Körper vorhanden sein, damit alle Funktionen einwandfrei aufrechterhalten werden können. Ohne Kalium erschöpft sich die Energie in der Zelle. In Verbindung mit Fettsäuren und Eiweiß bildet es das für die Zelle so wichtige Lecithin. Kalium phosphoricum sorgt außerdem für die richtige Zellkonzentration in den Nerven, damit das Ruhepotenzial in den Zellen aufrechterhalten werden kann. Die Zeichen für dieses Mineral zeigen sich immer, wenn man sich über seine Kraftreserven hinaus verausgabt hat. Nr. 5 Kalium phosphoricum D6 wirkt auch - antiseptisch. Ermüdungsgifte und Fäulnisprodukte werden unschädlich gemacht. Daher ist es auch ein wichtiges Salz bei zersetzenden Prozessen, wie Fieber über 39°C, Lähmungserscheinungen, Parodontose, Mundgeruch, Muskelschwund, niedrigem Blutdruck, Blutvergiftung, zehrenden Sportarten, kaum stillbaren Hungergefühlen ohne Appetit oder Krebs.

Kalium phosphoricum ist ein Salz, dessen Mangel relativ schnell behoben werden kann. Sollten Sie das typische Grau an der Oberlippe bei sich entdecken, nehmen sie 15 bis 20 Pastillen täglich ein. In chronischen Fällen sind 10 bis 12 Pastillen die richtige Dosierung, bis Sie sich deutlich besser fühlen. Bei einem ausgeprägten Bedarf kann das einige Monate dauern.

Wirkung bei der Gewichts- und Stoffwechselregulation

Schauen Sie häufig scheinbar hungrig in den Kühlschrank, finden aber nichts Rechtes darin, weil Ihnen eigentlich der Appetit fehlt? Überforderung und Erschöpfung fördern das »Frustessen«. Sie essen, weil Sie meinen, Substanz zu brauchen. In diesem Fall sollten Sie darüber nachdenken, ob ein Spaziergang, ein Bad mit einem schönen Buch und angenehmen Düften, eine Meditation oder eine Massage nicht die bessere Alternative wäre. Ihre Batterie ist leer und möchte, statt mit Nahrung, mit Energie gefüllt werden.

Psychische Zeichen des Mineralbedarfs

Ständiges Grübeln verbraucht in hohem Maße Kalium phosphoricum. Auch Depressionen, Mutlosigkeit, Erschöpfung, Vergesslichkeit durch Überforderung, Zaghaftigkeit, Platzangst, Stimmungsschwankungen und Nervosität deuten ebenfalls auf einen gesteigerten Bedarf hin. Die Betroffenen weinen leicht und wollen getröstet werden (vgl. Nr. 8 Natrium chloratum D6, Seite 83).

Seelisch-geistiger Hintergrund

Zeigt sich im Körper ein Fäulnisprozess (z.B. Parodontose am Zahnfleisch), können Sie davon ausgehen, dass es hier auch auf der Seelenebene etwas sehr Altes, Überreifes gibt (so reif, dass es schon fault), das es zu bearbeiten gilt. Möglicherweise ist es genau das Thema, das Sie davon abhält endlich Ihr Normalgewicht zu erreichen und zu halten. Manchmal geht es darum, seine Einstellung zu etwas zu ändern, das genau die gewünschte Veränderung nach sich ziehen könnte. Sie entscheiden, in welche Richtung Ihre Gedanken gehen, ob Sie sich auf die negativen oder die positiven Dinge in ihrem Leben konzentrieren. Nr. 5 Kalium phosphoricum D6 hilft ihnen den Blick auf das Positive zu richten und so wieder »Licht am Horizont« zu sehen.

Besonderheiten

Wenn sich der Hunger schon kurze Zeit nach dem Essen wieder meldet, fehlt Ihnen Nr. 5 Kalium phosphoricum. Ständiges Grübeln verstärkt den Mangel an diesem Lebenssalz.

Nr. 6 Kalium sulfuricum D6

Äußerliche Kennzeichen

Als Zeichen für einen Bedarf an Nr. 6 Kalium sulfuricum D6 zeigen sich braune Veränderungen auf der Haut. Dazu zählen nicht nur braune Ringe um die Augen, sondern auch Leberflecken, Sommersprossen und Pigmentstörungen.

Allgemeine Beschreibung des Biominerals

Nr. 6 Kalium sulfuricum D6 ist ein wichtiges Funktionsmittel für Leber, Galle, Bauchspeicheldrüse und versorgt die Zellen mit Sauerstoff. Es aktiviert den Stoffwechsel und sorgt für die Sauerstoffübertragung ins Innere der Zellen. Somit wird die Funktion von Nr. 3 Ferrum phosphoricum D12 fortgeführt, das den Sauerstoff bis zur Zelle transportiert. Durch den Anteil des Sulfuricums ergibt sich eine weitere Aufgabe, nämlich die Ausscheidung von Giften und Krankheitsstoffen durch die Ober- und Schleimhaut.

Kalium sulfuricum ist das Mittel für die dritte Entzündungsphase. In dieser Phase einer Erkrankung kommt es zu Abschuppungen der Haut oder honiggelben Ausscheidungen. Für reibungslose Abläufe im Körper sind etwa 120 g erforderlich.

Da sich eine Störung der Leber durch Müdigkeit und ein starkes Bedürfnis nach frischer Luft zeigt, gehören diese Beschwerden zu den deutlichsten Zeichen eines Mangels an Kalium sulfuricum. Weitere Zeichen sind: Pigmentstörungen, klebrige Abschuppungen der Haut, Reizdarm, Pilzbefall des Darms (zeigt sich häufig äußerlich als Fuß- oder Nagelpilz), Neigung zu Muskelkater, Druck und Völlegefühl im Oberbauch, morgendliche Müdigkeit und Zerschlagenheit (Morgenmuffel), chronische Erkrankungen, Psoriasis (Schuppenflechte), Hautjucken ohne erkennbaren Grund. Die Beschwerden werden besonders gegen Abend und bei Wärme unangenehmer; Feuchtigkeit wird schlecht vertragen. Der Bedarf an diesem Nährsalz ist hoch, daher füllen sich die Speicher nur langsam auf. 10 bis 15 Pastillen täglich über einen längeren Zeitraum ist hier die richtige Dosierung.

Wirkung bei der Gewichts- und Stoffwechselregulation

Sie denken in erster Linie an andere und versuchen es allen recht zu machen. Dabei kommen Sie zu kurz und sind traurig darüber, denn die Anerkennung, die Sie sich wünschen, erhalten Sie nur selten. Das könnte dazu führen, dass Sie sich mit Essen »belohnen« und wenigstens auf diese Weise für sich sorgen. So entsteht Kummerspeck. Mit einer Dosis von 3 x 2 Pastillen werden Sie lernen Ihre Bedürfnisse wieder mehr wahrzunehmen und zu leben.

Abgelagerte Schlacken sind oft ein beachtenswerter Faktor beim Gewicht. Nr. 6 Kalium sulfuricum D6 transportiert Schlacken aus dem Körper. Wo der Stoffwechsel ins Stocken geraten ist, darf dieses Mineral nicht fehlen. Nehmen Sie 4 x 4 Pastillen Nr. 6 Kalium sulfuricum D6 täglich, und verwenden Sie zusammen mit Nr. 10 Natrium sulfuricum D6 je 25 Pastillen für ein Vollbad.

Psychische Zeichen des Mineralbedarfs

Menschen mit einem Mangel an Nr. 6 Kalium sulfuricum D6 meiden Menschenansammlungen und enge Räume (Fahrstuhl, Seilbahn etc.). Traurigkeit, Unlust und übertriebene Fürsorglichkeit anderen gegenüber sind hier die psychischen Zeichen.

Seelisch-geistiger Hintergrund

»Was ist dir denn über die Leber gelaufen?« fragt der Volksmund. Damit ist schon fast alles gesagt. Ärger, Wut und Groll werden nicht dort ausgedrückt, wo sie hingehören. Der häufigste Grund dafür ist die Angst, nicht mehr »geliebt« zu werden, wenn man seinen Unmut äußert oder sich sogar auflehnt. Stattdessen frisst man diese Gefühle in sich hinein.

Nr. 6 Kalium sulfuricum D6 hilft Ihnen dabei, Ihre Gefühle zu zeigen und sie in angemessener Art dort zu äußern, wo sie auch verursacht wurden. Dann brauchen Sie den Ärger nicht mehr in sich hineinzufressen.

Besonderheiten

Kaffee, Zigaretten und Alkohol verstärken den Mangel an Nr. 6 Kalium sulfuricum D6. Ein starkes Bedürfnis nach frischer Luft zeigt den akuten Bedarf.

Nr. 7 Magnesium phosphoricum D6

Äußerliche Kennzeichen

Der Mangel an Nr. 7 Magnesium phosphoricum D6 ist im Gesicht leicht erkennbar. Erröten und hektische Flecken sind das Zeichen dafür. Tiefrote Ohren deuten ebenfalls auf den Bedarf an Magnesium phosphoricum hin.

Allgemeine Beschreibung des Biominerals

Im Körper sind etwa 250 g Magnesium phosphoricum eingelagert, der Großteil in festen Substanzen wie Knochen, Knorpel und Zähnen. Ein weitaus kleinerer Teil ist in Blut, Muskeln, Drüsen, Nerven und Zellen gelöst.

Nr. 7 Magnesium phosphoricum D6 ist das Akutschmerzmittel unter den Biomineralen. Es ist maßgeblich bei der Steuerung des vegetativen Nervensystems beteiligt und wird von den unwillkürlichen Muskeln (Muskeln, die nicht unserem Willen unterliegen, wie Darmmuskulatur, Herz, Gebärmutter, Gefäße) als Funktionsmittel benötigt. Bei jeder Form des plötzlich einschießenden Schmerzes (z.B. Migräne, Menstruationsbeschwerden, Wadenkrämpfe, Koliken, Blähungen) kann zur bewährten »heißen 7« gegriffen werden. Geben Sie hierzu 15 Pastillen Nr. 7 Magnesium phosphoricum D6 in ein halbes Glas *kochendes* Wasser und trinken es so heiß wie möglich schluckweise aus. Sollten Sie nicht nach 10 Minuten beschwerdefrei sein, wiederholen Sie den Vorgang, bis die Beschwerden verschwunden sind. Meist reicht jedoch eine Einnahme aus.

Magnesium phosphoricum wirkt verdauungsregulierend, antiallergisch, cholesterinsenkend und antithrombotisch (hier zusammen mit Nr. 4 Kalium chloratum D6). Es findet seine Anwendung darüber hinaus bei Schilddrüsenfehlfunktionen,

Kloßgefühl im Hals, wandernden Schmerzen, Wadenkrampf, Koliken, Verstopfung, Blähungen, Keuchhusten, Asthma, hohem Blutdruck, Herzenge und -stolpern sowie Klimakteriumsbeschwerden wie aufsteigender Hitze. Zur Daueranwendung nehmen Sie 9 bis 12 Pastillen täglich ein. Bei Schlafstörungen können Sie sich einen Schlafcocktail mischen: Je 15 Pastillen Nr. 7 und Nr. 2 in eine Tasse geben und mit *kochendem* Wasser übergießen. Mit einem Plastiklöffel umrühren und so heiß wie möglich trinken. Danach sollten Sie direkt ins Bett gehen.

Wirkung bei der Gewichts- und Stoffwechselregulation

Magnesium phosphoricum mindert Stressanfälligkeit und beeinflusst die Bewegungsfähigkeit des Darms positiv. Ferner unterstützt es das Zusammenspiel und die Balance der Drüsen sowie den Stoffwechsel.

Bei der Gewichtsreduktion ist dieses Lebenssalz unverzichtbar. Hunger auf Schokolade ist ein sicheres Kennzeichen für einen Mangel, das sich durch die Einnahme von Nr. 7 Magnesium phosphoricum D6 verringert.

Psychische Zeichen des Mineralbedarfs

Nr. 7 Magnesium phosphoricum D6 hilft bei innerer Unruhe, Schlafstörungen, Gereiztheit, Prüfungsangst, Lampenfieber, Heimweh und jeder anderen Form von Anpassungsschwierigkeiten. Es macht Sie gelassener, denn es wirkt mental entkrampfend, entspannend und ausgleichend.

Seelisch-geistiger Hintergrund

Der Mangel an Magnesium phosphoricum zeigt sich, wenn versucht wird, »krampfhaft« eine Rolle im Leben zu spielen, die einem gar nicht liegt. Wird von anderen erkannt, dass die Rolle gespielt ist, oder fühlt man sich dem Rollenspiel nicht gewachsen, errötet man. Das zeigt, dass Sie sich unter Druck setzen, um Ihrem Anspruch an sich selbst gerecht zu werden. Zunehmende Körperfülle in Verbindung mit Schweißausbrüchen und Hitzewallungen ist auch ein Zeichen für ein »Rollenspiel«. Sie können sich damit mehr Raum verschaffen und andere auf Abstand halten.

Nr. 7 Magnesium phosphoricum D6 hilft Ihnen mehr und mehr zu dem zu stehen, was Sie wirklich im Leben wollen. Es wird auch als der Lichtbringer bezeichnet, denn wenn Sie lernen, genau das zu tun, was Ihnen im Leben Spaß macht, sind Sie »gut drauf« und beginnen Ihren Tag mit mehr Schwung.

Besonderheiten

Auch bei diesem Biomineral verstärken Kaffee, Schokolade und Elektrosmog den Mangel. Heißhunger auf Schokolade ist ein sicheres Zeichen für den Bedarf an Nr. 7 Magnesium phosphoricum D6.

Nr. 8 Natrium chloratum D6

Äußerliche Kennzeichen

Schwellungen im Gesicht, grobporige, unreine Haut und ein schleimiger Glanz auf den Augenlidern sind äußere Zeichen für den Bedarf an Nr. 8 Natrium chloratum D6.

Allgemeine Beschreibung des Biominerals

Natrium chloratum ist in allen Körperzellen und -flüssigkeiten enthalten. Etwa ein Drittel der Gesamtmenge findet man in Knochen und Knorpeln. Dieses Biomineral reguliert den Wasser- und den Wärmehaushalt im Körper. Jede Erscheinung von Flüssigkeitsmangel (z.b. trockene Augen) oder -überschuss (tränende Augen) ist ein Ergebnis des Natrium-chloratum-Mangels. Durch seine ent- und bewässernden Eigenschaften schleust dieses Funktionssalz Wasser und Nährstoffe in die Zellen und Gifte aus der Zelle heraus. Es bindet Mucin (Schleim) und schützt damit die Schleimhäute. In allen schlecht durchbluteten Geweben (wie Sehnen, Bänder, Knorpel und Knochen) sorgt Natrium chloratum für reibungslose Stoffwechselfunktionen. Es wird bei allen trockenen oder (über-)flüssigen Zuständen eingesetzt, so z.B. bei Fließ- oder Stockschnupfen, Heuschnupfen, trockener Haut und Schleimhaut, Lippen- und Zungenbläschen, Sonnenbrand und Verbrennungen, Kopfschuppen, brennenden, ätzenden Ausscheidungen, Knorpel- und Bandscheibenschäden, Gelenkgeräuschen, Ödemen (Wasseransammlungen, vor allem in Beinen oder Händen), Gelenkrheuma, hohem Blutdruck, Anämie (Blutarmut), juckenden oder ständig kalten Händen und Füßen, übermäßigem Schwitzen, Kälte- und Luftzugempfindlichkeit, Vergiftungen mit metallischen Giften, zur Nikotinentwöhnung und bei zu viel oder zu wenig Durst.

Wirkung bei der Gewichts- und Stoffwechselregulation

Salz bindet Wasser: Nr. 8 Natrium chloratum D6 ist membrangängig – es wird als Mineral in die Zelle gesogen – und zieht das Wasser als Nährstofflieferant und Spüllösung mit hinein. Das gröbere (nicht membrangängige) NaCL bzw. Kochsalz zieht das Wasser wieder aus der Zelle heraus. Beide sollten ein Gleichgewicht bilden.

Stellen Sie sich die Vorgänge im Körper vor, wenn Sie ständig zu stark salzen würden: Das Blut wird dick, dadurch steigt der Blutdruck, was wiederum Herz und Gefäße belastet. Der Körper versucht, sich Wasser aus dem Darm zu beschaffen, was wiederum den Stuhlbrei eindickt. Es kommt zur Verstopfung. Durch die längere »Lagerung« des Stuhls wird die Fäulnis begünstigt. Dadurch kommt es zu Blähungen; der Bauch treibt auf. Weitere Giftstoffe, wie z.B. Harnsäure kristallisieren aus und rufen Gicht, Rheuma und Nierenbeschwerden hervor. Haut und Nieren sind überlastet, und es kommt zu Ausschlägen und Ekzemen.

Besteht im Körper ein Überschuss an Kochsalz, schwemmt es den Körper auf, da Flüssigkeit im Körper gehalten wird, allerdings außerhalb der Zellen. Da das Innere der Zelle jedoch einen Wassermangel meldet, reagiert der Körper mit Heißhunger auf Gesalzenes und Durst.

Geben Sie dem nach, und führen Sie sich wieder grobmolekulares NaCL zu, so verstärkt sich das Ungleichgewicht in der Wasserverteilung weiter. Da immer mehr Wasser im Körper gehalten wird, nehmen Sie auch weiter zu. Durch die Einnahme von Nr. 8 Natrium chloratum D6 kann dieses Ungleichgewicht behoben werden.

Nr. 8 Natrium chloratum D6 kann bei Heißhunger auf Gesalzenes schnell wirken. In diesem Fall können eine Woche lang 15 Pastillen täglich eingenommen werden. Bei grobporiger und unreiner Haut sind 10 bis 12 Pastillen täglich über mehrere Monate hinweg sinnvoll.

Psychische Zeichen des Mineralbedarfs

Menschen mit hohem Bedarf an Natrium chloratum verhalten sich leicht verschnupft. Sie reagieren unangemessen weinerlich, wollen dabei jedoch nicht getröstet werden (vgl. Nr. 5 Kalium phosphoricum D6, Seite 75).

Nr. 8 Natrium chloratum D6 hilft, Vorkommnisse, die teils schon lange zurückliegen mögen, zu verarbeiten, zu verzeihen und zu vergessen. Es spült alte Dinge heraus und befreit von emotionalen Giften. Personen, deren Lebensfluss ins Stocken geraten ist, hilft dieser Biomineralstoff sich dem Leben wieder zuzuwenden und die zum Teil selbst gewählte Isolation aufzugeben.

Auffallende Tagesmüdigkeit, die erst gegen Nachmittag nachlässt, rasche Ermüdung bei Sonneneinstrahlung oder geistiger Arbeit gehören ebenfalls zu den psychischen Zeichen des Natrium-chloratum-Bedarfs.

Seelisch-geistiger Hintergrund

Sollten Sie dazu neigen, »verschnupft« zu reagieren, wenn Ihre Taten gut gemeint waren, aber nicht so beim Empfänger angekommen sind, dann brauchen Sie Nr. 8 Natrium chloratum D6. Es hilft zu verstehen, dass »gut gemeint« nicht unbedingt »gut gemacht« bedeutet. Sie sollten sich die Motivation Ihrer Taten genau anschauen. Oft neigen wir dazu, etwas zu tun, wovon wir denken, der andere wolle es so haben. Wir denken vielleicht: »Wenn ich das tue, hat er/sie mich mehr lieb, weil ich ja so gut zu ihm/ihr war«. Damit »kaufen« wir sozusagen die Zuneigung eines Menschen ein – oder versuchen es jedenfalls. Gleichzeitig erwarten wir Dankbarkeit, ungeachtet dessen, ob der andere den Gefallen überhaupt wollte.

Wenn Sie sich häufiger so verhalten, werden Sie merken, dass ein Ungleichgewicht zwischen geben und nehmen entsteht. Selten erhalten Sie die Anerkennung, die Sie sich erhoffen. Menschen, die nicht angemessen auf Ihre »gut gemeinten« Taten reagieren, geben Ihnen jedoch die Gelegenheit Ihre Motivation zu überdenken. Diese Menschen sind nicht undankbar, sondern weisen Ihnen den Weg beim Entdecken falscher Muster.

Besonderheiten

Schwermetallbelastungen (z.B. Amalgam), Abgasbelastungen durch langes Autofahren, besonders bei Staufahrten, längerer Aufenthalt an viel befahrenen Straßen sowie der Genuss von stark Gesalzenem erhöhen den Bedarf an Nr. 8 Natrium chloratum D6.

Nr. 9 Natrium phosphoricum D6

Äußerliche Kennzeichen

Die äußerlichen Kennzeichen sind, neben Fettleibigkeit, so genannte Fettbacken (kleine Ausbeulungen neben dem Kinn), Doppelkinn, fettige Haut, Hautunreinheiten (Pickel, Mitesser) und frühzeitiges Ergrauen der Kopfhaare. Schweiß und Absonderungen riechen sauer.

Allgemeine Beschreibung des Biominerals

Nr. 9 Natrium phosphoricum D6 ist ein basisches Salz, das günstig auf den Stoffwechsel wirkt. Es bindet als alkalisches Salz und Neutralisationsmittel überschüssige Säure, die nicht nur über die Nahrung zugeführt wird, sondern die auch bei jeder Muskeltätigkeit in Form vom Milchsäure entsteht. Diese wird durch Natrium phosphoricum in Wasser und Kohlensäure zerlegt, welche über die Atmung ausgeschieden wird. So reguliert Natrium phosphoricum den Säure-Basen-Haushalt.

Ferner fördert dieses Biomineral die Umwandlung der Harnsäure in Harnstoff, der wiederum über die Nieren leichter ausgeschieden werden kann.

Indem es die Verseifung der Fette begünstigt, bei der Fette im Blut in kleinere Partikel zerlegt werden, wirkt das Biomineral Nr. 9 günstig auf den Fettstoffwechsel und die Gefäße. Außerdem entlastet es die Lymphe, da es die Gerinnung von Eiweißen verhindert.

Natrium phosphoricum findet seinen Einsatz bei juckenden Ohren, Akne, Mitessern, Sodbrennen, saurem Aufstoßen, Magenschleimhautreizung, Lymphknotenschwellung, Gicht, Rheuma, Steinbildung (Niere, Blase, Galle), Neuralgien, Hexenschuss, Ischialgie und allgemeiner Übersäuerung.

Wirkung bei der Gewichts- und Stoffwechselregulation

In unserer heutigen Ernährung werden dem Körper viel zu viel säurebildende Stoffe zugeführt. Daher wird Natrium phosphoricum vom Organismus fast ausschließlich zur Neutralisierung der Säuren verwendet. Oft bleibt dann nichts mehr oder zu wenig für die Verseifung der Fette übrig. Das Ergebnis sind erhöhte Blutfettwerte, z.B. Cholesterin (LDL und HDL) und Triglyceride.

Fette, die vom Körper nicht mehr verarbeitet werden können, werden zunächst über die Haut ausgeschieden. Minderwertige Fette verschließen die Poren; Mitesser und Pickel entstehen. Ein weiteres Zeichen des Mangels an Natrium phosphoricum ist die Orangenhaut. Mit basischen Bädern kann die Haut beim Entsäuern unterstützt werden. Auch dieses Biomineral erfordert eine längere Einnahme mit einer täglichen Dosierung von 12 bis 15 Pastillen.

Psychische Zeichen des Mineralbedarfs

Menschen mit einem Mangel an Natrium phosphoricum reagieren sauer. Die zerstörerischen Säuren bleiben im Körper und lassen den Betroffenen auf der psychischen Ebene aggressiv agieren – und zwar in erster Linie gegen sich selbst. Er fühlt sich minderwertig. Gefühle und Enttäuschungen werden unterdrückt. Diese Menschen neigen dazu, sich von der Umwelt abzuschotten und zwischen sich und anderen sichtbar und riechbar Abstand zu schaffen. Sie nehmen zu, die Körperausdünstungen riechen sauer. Sie haben die Fähigkeit verloren, im »Hier und Jetzt« zu leben. Nr. 9 Natrium phosphoricum D6 unterstützt beim Auflösen verhärteter Strukturen und verhilft zu mehr Flexibilität.

Seelisch-geistiger Hintergrund

Nr. 9 Natrium phosphoricum D6 ist das Salz der natürlichen Autorität. Es hilft, Emotionen, Aggressionen und dynamische Kräfte im richtigen Maß einzusetzen. Ein Mangel drückt auch einen Mangel an Sanftmut aus. Es geht darum, mit dem geringsten Aufwand und ohne zerstörerischen Druck das gewünschte Ziel zu erreichen. Es wird durch die gelebte Dynamik ausgedrückt, die den Menschen fordert, aber nicht überfordert. Wird diese Energie nicht richtig umgesetzt, schlägt sie in Wut um. Ein Mensch mit Natrium-phosphoricum-Mangel kann »stinksauer« werden (der Schweiß riecht sehr stark und unangenehm), da sich der Mut, etwas zu verändern, in Wut, es nicht getan zu haben, verwandelt.

Oft findet man den Typ des Cholerikers in dieser Mangelgruppe. Ist er wegen seiner Schwäche, seine Bedürfnisse mitzuteilen, nicht dazu in der Lage den ihm angemessenen Raum zu beanspruchen, so bewerkstelligt er dies durch seine Körperausdünstungen. Er verschafft sich außerdem Raum durch Fettleibigkeit oder Wutausbrüche, welche die Mitmenschen auf Abstand halten.

Besonderheiten

Heißhunger auf Mehlspeisen, Süßwaren und das Verlangen nach süßen Getränken (Limonaden, gesüßte Fruchtsäfte) sind deutliche Hinweise auf einen Bedarf an Nr. 9 Natrium phosphoricum D6. Gleichzeitig verstärken diese Stoffe den Mangel noch.

Nr. 10 Natrium sulfuricum D6

Äußerliche Kennzeichen

Der Mangel an Nr. 10 Natrium sulfuricum D6 zeigt sich im Gesicht durch Schwellungen unter den Augen, Rötung auf Wangen und Nase, die an einen Schmetterling erinnert, mit zusätzlicher Rötung des Kinns. Die Variante zum Schmetterling stellt die zitronengelbe und leicht grünliche Blässe dar. Beides ist möglich. Häufig ist in der Mitte unter der Unterlippe eine kleine Erhebung zu sehen, die sich nach beiden Seiten hin verbreitert. Der Bereich zwischen Nase und Oberlippe ist in der Relation zur Nase auffallend groß.

Allgemeine Beschreibung des Biominerals

Nr. 10 Natrium sulfuricum D6 ist auch als Glaubersalz bekannt und dient in erster Linie der Ausscheidung und Entschlackung. Damit ist es ein wichtiges Mineral zur Regulation des Gewichts und des Stoffwechsels. Wirkt sich Nr. 8 Natrium chloratum D6 auf den Transport in die Zelle aus, so reguliert Natrium sulfuricum den Transport aus der Zelle heraus. Es unterstützt die Funktion der Bauchspeicheldrüse, des Darms, der Leber und der Galle. Über den Wassertransport verbessert es die Ausscheidung von Nieren und Blase. Steht dem Körper Natrium sulfuricum nicht in ausreichendem Maße zur Verfügung, werden Schlacken an Wassermoleküle gebunden, um den Körper so zu entlasten. Das Ergebnis sind z. B. Wasseransammlungen (Ödeme) an Händen, Füßen und unter den Augen. Wird der Bedarf an diesem Biomineral wieder ausreichend gedeckt, können die Schlacken wieder Leber und Darm zugeführt werden, um sie auf diesem Weg auszuscheiden.

Häufig ist heftiger Durchfall, meist übel riechend, das Ergebnis einer Erstverschlimmerung nach der Einnahme von Nr. 10 Natrium sulfuricum D6. Das ist jedoch sehr zu begrüßen. Der Körper reagiert in diesem Fall gut auf die Einnahme und hat seine Schleusentore geöffnet, um sich der Schlacken zu entledigen. Gleichzeitig ist Durchfall auch eines der Einsatzgebiete von Natrium sulfuricum. Es wird auch bei erhöhten Zuckerwerten eingesetzt, außerdem bei geschwollenen oder matten, schweren Beinen, Kopfschmerz, der mit unzureichender Verdauung in Verbindung steht, Wechsel zwischen Verstopfung und Durchfall, breiigem Stuhlgang, der kaum zurückgehalten werden kann, Juckreiz (ohne äußerliche Merkmale), Neurodermitis, Psoriasis, Hautpilz, stinkenden Blähungen, zur Vorbeugung bei Grippe (statt Impfung von November bis März täglich 10 Pastillen), aber auch bei anderen Infektionskrankheiten, Fieberbläschen, Herpes Labiales, Druck in den Ohren, Rheuma, Ischialgie und Galleabflussstörungen (Gelbsucht). Da durch die heutige Lebensweise der Körper in der Regel sehr verschlackt ist, kann Nr. 10 Natrium sulfuricum D6 auch mit 12 bis 15 Pastillen täglich über einen längeren Zeitraum eingenommen werden.

Wirkung bei der Gewichts- und Stoffwechselregulation

Starke zerstörerische Emotionen verschlacken nicht nur den Geist, sondern auch den Körper. Wie vorher bereits ausgeführt, sorgt Natrium sulfuricum dafür, dass Schlacken ausgeleitet werden. Es löst die durch Nr. 8 Natrium chloratum D6 im Körper unschädlich gemachten und eingelagerten Schlacken und bringt sie zur Ausscheidung. Insgesamt regt Nr. 10 Natrium sulfuricum D6 den Stoffwechsel an. Bei einer Diät oder Fastenkur bietet dieses Biomineral unschätzbare Unterstützung.

Psychische Zeichen des Mineralbedarfs

In der passiven Phase sind Betroffene eines Natrium-sulfuricum-Mangels morgens ab 9 Uhr trotz ausreichendem Schlaf schon wieder müde. Sie erscheinen des Lebens überdrüssig und tragen sich manchmal mit dem Gedanken, ihrem Leben ein Ende zu setzen. Sie wirken melancholisch und zurückgezogen.

In der aktiven Form neigen Betroffene zu starken Gefühlen. Zu großer Ehrgeiz lässt sie wütend und zornig werden, sollten sie ihre hochgesteckten Ziele nicht erreichen. Die Umwelt bezeichnet sie gern als Perfektionisten. Durch Natrium sulfuricum werden die eigenen Ansprüche reguliert. Dinge können auch mal unerledigt bleiben. Dieses Loslassen auf der mentalen Ebene hilft, auch die Schlacken auf der körperlichen Ebene gehen zu lassen.

Seelisch-geistiger Hintergrund

Loslassen ist ebenso im seelischen Bereich das Thema – auch im übertragenen Sinne ist Nr. 10 Natrium sulfuricum D6 das Hauptausscheidungsmittel. Es sorgt bei der seelischen Entfaltung dafür, Überflüssiges und Belastendes loszulassen. Wie die körperliche Nahrung, die wir aufgenommen haben, wird geistige Nahrung zerkleinert, verdaut und Überflüssiges wieder ausgeschieden. Hat man einen Entwicklungsschritt vollzogen, sollte man Altes nicht mehr ewig festhalten. Nach der Verdauung dieses Schrittes muss Überflüssiges ausgeschieden werden, so dass sich neue Lebensräume eröffnen können. Es ist schön das Erreichte zu genießen, jedoch sollten Sie hier nicht zu lange verweilen. Die Erkenntnisse werden verarbeitet und zum neuen Ausgangspunkt für weitere Schritte.

Menschen, die einen hohen Bedarf an Nr. 10 Natrium sulfuricum D6 aufweisen, zeigen jedoch wenig Bereitschaft zur Erneuerung. Man kann mit ihnen über ihre Schwierigkeiten reden, sie verstehen auch, was man ihnen sagt, sie setzen es jedoch nicht um. Sie fahren sozusagen ihren Müll immer im Kreis herum, ohne ihn wirklich loszuwerden und eine Reinigung zu erreichen. Es steht also die Aufgabe an, Dogmen und Prinzipien zu überprüfen und gegebenenfalls zu erneuern.

Besonderheiten

Hungerattacken, die mit Aggressionen und anschließenden Schwächegefühlen einhergehen, sind ein Hinweis auf den Bedarf an Natrium sulfuricum. Rohkost nach 18 Uhr wird schlecht verdaut und fördert die Gärung, besonders in Verbindung mit Süßem. Das fördert eine leichte Alkoholisierung und erhöht den Bedarf an diesem Biomineral.

Nr. 11 Silicea D12

Äußerliche Kennzeichen

Lachfältchen, die Antlitzdiagnostiker sehr uncharmant als Krähenfüße bezeichnen, und nicht wegwischbarer Glanz auf Nase und Stirn sind die ersten Zeichen eines Bedarfs an Nr. 11 Silicea D 12. Struppige Haare und Spliss, brüchige Nägel sowie alternde Haut sind weitere Kennzeichen. In ausgeprägter Form zeigen sich tief in den Augenhöhlen liegende Augäpfel.

Allgemein Beschreibung des Biominerals

Silicea (Kieselsäure) ist in jeder Zelle des Körpers enthalten. Es ist Bestandteil von Bindegewebe, Oberhaut, Schleimhaut, Haaren, Nägel, Knochen und Nerven. Es gibt diesen Geweben Festigkeit und Widerstandsfähigkeit und verhindert die übermäßige Anhäufung von Stoffwechselschlacken. Stärker konzentriert ist Silicea in Lunge, Gefäßen und Lymphe zu finden.

Nr. 11 Silicea D12 wirkt auf die Leitfähigkeit der Nervenbahnen und macht uns unempfindlicher gegenüber jedweder Art von Reizen. Daher sollte dieses Mineral vorbeugend in Zeiten besonderer Anforderungen eingenommen werden.

Gibt es am Gewebe sichtbare Alterungsprozesse wie Runzeln der Haut, ist dies ein Hinweis auf einen Silicea-Mangel. Erfolgreich wird dieses Funktionssalz zur Schweißregulation, vor allem bei stinkendem Fußschweiß, zur Steigerung der Widerstandskraft sowie zur Unterstützung von Haut, Haar und Nägeln eingesetzt. Dr. Schüßler verwendete es zur Eiterbehandlung in Kombination mit Nr. 9 Natrium phosphoricum D6. Auch bei der Behandlung von Überbeinen, Organverschiebungen wie Absenkung der Blase, Arterienverkalkung, Furunkeln, Blutergüssen, Gerstenkörnern und chronischen Gliederschmerzen leistet Nr. 11 Silicea D12 wertvolle Hilfe. Genau wie Nr. 9 Natrium phosphoricum D6 ist Silicea ein Mittel, das über einen sehr langen Zeitraum eingenommen werden muss, um die Depots wieder zu füllen.

Um den Fluss der Lymphe zu unterstützen, ist eine tiefe Bauchatmung wichtig. In den Lymphbahnen fließt mehr Flüssigkeit als in den Blutgefäßen. Blut wird durch die Pumpfunktion des Herzens weitertransportiert. Die Lymphbahnen haben keine solche Unterstützung. Durch die tiefe Bauchatmung wird die Hauptlymphbahn im Brustraum aktiviert, und die Lymphflüssigkeit kommt in Bewegung. Auf diese einfache Art lassen sich geschwollene Beine und Finger »behandeln«.

Wirkung bei der Gewichts- und Stoffwechselregulation

Silicea strafft unter anderem die Haut und reinigt das Bindegewebe. Somit unterstützt das Mineral die Elastizität der Haut, die nach einer Diät häufig schlaff wirkt. Nr. 11 Silicea D12 kann auch als Salbe kosmetisch eingesetzt werden.

Psychische Zeichen des Mineralbedarfs

Der Silicea-Mangel zeigt sich psychisch auf vielfältige Weise. Er kann durch schlechte Belastbarkeit, fixe Ideen, Grübeln oder Schreckhaftigkeit ebenso zum Ausdruck kommen, wie durch Lärmempfindlichkeit, Eigensinn oder Konzentrationsmangel mit Gedächtnisschwäche. Bei Wortfindungsstörungen hilft häufig schon eine einmalige Einnahme von 15 Pastillen.

Seelisch-geistiger Hintergrund

Übertriebenes Harmoniebedürfnis und unklare Grenzen verbrauchen viel Silicea. Um langfristig den Bedarf zu senken, müssen klare Grenzen gezogen und die Konsequenzen bereitwillig getragen werden. Der Mangel an Silicea macht sich durch eine gewisse Wankelmütigkeit bemerkbar. Die betreffenden Menschen wollen sich nicht festlegen. Verantwortung zu übernehmen, vor allem bis in die letzte Konsequenz, fällt ihnen sehr schwer. Es besteht die Neigung, den Dingen ihren Lauf zu lassen und lieber anderen die Schuld zu geben, als sie bei sich selbst zu suchen.

Betroffene neigen dazu, sich zu verausgaben und Raubbau an ihren Kräften zu betreiben, ohne sich Schwächen einzugestehen. Erkennen sie jedoch ihre Schwächen an, geben sie anderen die Möglichkeit, sie in diesen Bereichen zu unterstützen und zu beschenken. So lernen sie auch etwas anzunehmen, wodurch sie selbst Hilfe erfahren. Die eigenen Stärken können dort angeboten werden, wo sie andere unterstützen. Wenn jeder Mensch seine Kräfte in dem Bereich einsetzt, in dem seine Fähigkeiten am besten zur Geltung kommen, motiviert er damit andere, das Gleiche zu tun. So kann im Ergebnis weit über die Möglichkeiten des Einzelnen hinausgegangen werden.

Personen mit einem Mangel an Silicea zeigen auch eine Schwäche im Bereich der Kommunikation. Es geht nicht darum, möglichst vielen Zuhörern sein Leid zu klagen, sondern darum, mit Hilfe anderer Menschen Wege aus dem Leid zu finden, beispielsweise durch Trost, Stärkung, Heiterkeit oder neue Ideen.

Besonderheiten

Plötzliche auftretende Leistungseinbrüche während des Tages sind ein Zeichen für akuten Bedarf an Nr. 11 Silicea D12. Säure bindet Silicea. Daher verstärken alle Säurebildner – wie Kaffee, Alkohol, Fleisch oder Zucker – den Bedarf.

Nr. 12 Calcium sulfuricum D6

Äußerliche Kennzeichen

Fehlt Nr. 12 Calcium sulfuricum D6, erkennt man das im Gesicht entweder an einem durchscheinenden Alabasterton der

Haut (die Haut wirkt transparent weiß) oder durch ein »verlebtes« Aussehen. Das Gesicht wirkt in diesem Fall gräulich-braun, müde und spannungslos.

Allgemeine Beschreibung des Biominerals

Nr. 12 Calcium sulfuricum D6 ist ein Katalysator, denn es beschleunigt festgefahrene Prozesse – und das auf allen Ebenen. Es erhöht deutlich die Bereitschaft der Zelle, sich für Nährstoffe zu öffnen. Auf der körperlichen Ebene hält Calcium sulfuricum Flüssigkeit vor zu raschem Ein- und Austreten ins bzw. aus dem Gewebe zurück.

Dieses Biomineral ist in allen Schleimhäuten enthalten (Augen, Blase, Nase und Nebenhöhlen, Mund, Kehle, Speiseröhre, Magen, Darm etc.). Des weiteren löst es alte Strukturen und Vereiterungen, reinigt Lymphe und Schleimhäute. Man findet es hauptsächlich in Muskeln, Leber und Galle. Jedoch ist es auch für Gehirn, Milz, Eierstöcke und Hoden ein wichtiges Funktionssalz.

Nr. 12 Calcium sulfuricum D6 beschleunigt den Abfluss abgekapselter Prozesse (z.B. Abszesse, Blutergüsse, Eiterungen, Furunkel). Ferner wird es bei allen chronischen Erkrankungen wie Fistelbildung, Gicht, Arthritis, chronisch eitrigen Entzündungen der Nasennebenhöhlen, Mandelentzündung, Parodontitis, akutem und chronischem Rheumatismus sowie bei langwierigen Blasenerkrankungen eingesetzt. Wird es eingesetzt, um Vereiterungen aufzulösen, ist unbedingt darauf zu achten, dass der Eiter einen Abfluss hat. (Abgekapselte Vereiterungen werden besser mit Nr. 9 Natrium phosphoricum D6 und Nr. 11 Silicea D12 behandelt.) Gute Erfolge zeigt Nr. 12 Calcium sulfuricum D6 auch bei unerfülltem Kinderwunsch. Durch die katalytische Wirkung sollte es in Ihrer Mineralmischung nicht fehlen. 12 bis 15 Pastillen pro Tag helfen den anderen Biomineralien dabei, die Zellmembran leichter zu passieren.

Wirkung bei der Gewichts- und Stoffwechselregulation

Calcium sulfuricum dient dem ausgewogenen Verhältnis zwischen dem Ein- und Austritt von Flüssigkeit aus Organen und Geweben. Es bringt Dinge in Fluss, da es Blockaden auf allen Ebenen auflöst. Daher ist es das Salz, das zu Beginn einer Diät eingesetzt werden sollte. Es stärkt Ihr Durchhaltevermögen und lässt Sie neue Möglichkeiten entdecken, welche erfreulichen Dinge außer Essen es noch gibt.

Psychische Zeichen des Mineralbedarfs

Nr. 12 Calcium sulfuricum D6 ist ein Krisensalz. Eine Person mit einem hohen Mangel an diesem Mineralstoff fühlt sich häufig unverstanden und zurückgesetzt, was zu verstärktem Genuss von Alkohol und Nikotin sowie erhöhter Aggressionsbereitschaft führt. Insgesamt zeigt sich eine allgemeine Tendenz zu Abhängigkeit und Sucht, auch Abhängigkeit von anderen Menschen. Der Betroffene sucht Halt und in hohem Maß Anerkennung.

Seelisch-geistiger Hintergrund

Auch bei diesem Salz ist Abgrenzung ein wichtiges Thema. Der Mensch ist aufgefordert, seine Kräfte an der richtigen Stelle einzusetzen. Die Kräfte sollten nicht vergeudet werden. Dazu zählt hier auch das Vertrauen, beispielsweise in eine positive Zukunft. Hat man dieses Vertrauen, handelt man zielgerichtet. Man sieht die Schwierigkeiten des täglichen Lebens eher als Herausforderungen an, das eigene Potenzial zu leben. Wird dieses Potenzial voll genutzt, ist der Erfolg so gut wie vorprogrammiert. Kreative Fähigkeiten wie Malen, Zeichnen, handwerkliche Tätigkeiten, Basteln oder Schreiben sind dabei nicht außer Acht zu lassen.

»Wochenlang stand ich in den Startlöchern, und keiner gab den Schuss ab.« »Ich habe das Gefühl, ich muss etwas ändern, ich weiß aber nicht, was.« Mit solchen Äußerungen kommen Calcium-sulfuricum-Patienten in meine Praxis. Genau bei solchen Problemen hat sich die folgende 3-Wochen-Kur bewährt: 4 Tage lang je 6 Pastillen Nr. 12 Calcium sulfuricum, dann 3 Tage Pause. Das Ganze insgesamt 3 Wochen wiederholen. Sie dürfen gespannt sein, welche Änderungen sich in Ihrem Leben einstellen werden!

Besonderheiten

Nr. 12 Calcium sulfuricum D6 ist das Mineral gegen Abhängigkeiten jeglicher Art, umgekehrt sind Abhängigkeiten aber auch bedarfssteigernde Faktoren. Auch zeigt jedes chronische Geschehen den Bedarf an diesem Biomineral.

Ergänzungsmittel

Vielleicht werden Sie jetzt sagen: »Es gibt doch nur 12 Schüßlersalze!?« Damit haben Sie völlig Recht. Die im Folgenden beschriebenen Mineralstoffe sind erst aufgrund verfeinerter Laboruntersuchungen bekannt geworden, da sie nur in sehr kleinen Mengen – manche sogar gar nicht – natürlicherweise im Körper vorkommen. Meist erweist sich die Anwendung der Biomineralien 1 bis 12 auch durchaus als ausreichend.

In Fällen jedoch, in denen die herkömmliche Therapie ins Stocken gerät, kann mit Hilfe der Ergänzungsmittel die Heilung oft einen entscheidenden Schritt vorangehen.

Da diese Mineralstoffe in der Literatur nicht so genau beschrieben sind und teilweise sogar noch als »umstritten« diskutiert werden, fallen meine Beschreibungen kürzer aus. Es sind auch keine speziellen Einnahmeempfehlungen beigefügt. Sollten sie sich bei einem oder mehreren Salzen angesprochen fühlen, nehmen Sie jeweils 12 Pastillen zu Ihrer individuellen Mischung hinzu.

In der einschlägigen Literatur findet man hauptsächlich kurze Informationen über die Bereiche, in denen Heilerfolge erzielt wurden. In den folgenden Beschreibungen fließen auch unterschiedliche Therapeutenerfahrungen mit ein. Alle Heilerfolge wurden mit der D6-Verdünnung erzielt.

Nr. 13 Kalium arsenicum D6

Äußerliche Kennzeichen

Veränderungen der Haut, teilweise mit heftigem Juckreiz, sind die Zeichen von Nr. 13 Kalium arsenicum D6.

Allgemeine Beschreibung des Biominerals

Kalium arsenicum kommt in Nerven, Hirn, Haut, Leber, Muskeln und Geschlechtsorganen vor. Seine genaue Funktion wurde bisher nicht beschrieben, jedoch hat es eine hohe Affinität zur Haut und wird vor allem bei schwer beeinflussbaren Hautleiden eingesetzt. Besonders bei chronischen Beschwerden mit heftigem Juckreiz hat sich dieses Mineral bewährt.

Weitere Anwendungsgebiete sind Neuralgien, Lähmungen und andere Schwächezustände der Nerven, aber auch Erschöpfung mit Blutarmut und Abmagerungszeichen. Bei Blähungen mit anschließenden wässrigen Durchfällen, aber auch bei anderen Verdauungsbeschwerden, wie z.B. brennenden Magenschmerzen, hat sich Kalium arsenicum bewährt, außerdem bei Brennen im Hals oder Brennen und Taubheit der Zunge.

Wirkung bei der Gewichts- und Stoffwechselregulation

In Bezug auf die Stoffwechselregulation ist dieses Mineral eher etwas für Menschen, die zu dünn sind, das heißt deren BMI unter 18 liegt. Dieses Mineral hilft mehr Ruhe zu finden und somit Substanz für sich zu behalten.

Psychische Zeichen des Mineralbedarfs

Kalium-arsenicum-Mangel zeigt sich durch Unruhe und dadurch, dass sich Betroffene ständig Sorgen machen. Außerdem neigen sie zu einem übertriebenen Ordnungssinn und sind unfähig, neue Strukturen anzunehmen. Durch Störungen in ihrer Routine sind sie schnell irritiert. Schon einen Fleck auf der Couch können sie nicht ertragen. Sie reagieren mit Aggressionen. Werden diese nicht als Hilferuf verstanden, tendieren sie dazu abzustumpfen und sich mit Suizidgedanken zu beschäftigen.

Seelisch-geistiger Hintergrund

Der Bedarf an Nr. 13 Kalium arsenicum D6 zeigt sich durch fehlendes Vertrauen. Die Betroffenen neigen dazu, ständig alles kontrollieren zu wollen. Was sie nicht kontrollieren können, bereitet ihnen Angst. Durch Kontrolle halten sie ihre Balance. Angst ist auch der Motor, der sie vorantreibt. Wenn man sie fragt, wovor sie Angst haben, bekommt man zur Antwort: vor der Zukunft, um die Gesundheit, um die Familie, aber auch darum, von der Familie betrogen oder beraubt zu werden.

Besonderheiten

Die Beschwerden werden nachts schlimmer. Berührung oder plötzliche Geräusche lassen den Körper erzittern. Betroffene werden nie richtig warm, auch nicht im Sommer. Allerdings verbessern Regentage das Befinden.

Nr. 14 Kalium bromatum D6

Äußerliche Kennzeichen

Akne, auffallende Nervosität und große pulsierende Pupillen sind das äußere Kennzeichen eines Bedarfs an Nr. 14 Kalium bromatum D6.

Allgemeine Beschreibung des Biominerals

Nr. 14 Kalium bromatum D6 hat seinen stärksten Bezug zum Nervensystem, kommt aber auch in der Leber und der Schilddrüse vor. Generell wirkt dieses Mineral bei allen nervösen Organstörungen, besonders der Schilddrüse und des Atemtrakts (nervöses Asthma) sowie bei nervösen Sehstörungen. Das Biomineral wirkt allgemein beruhigend und hilft bei nervösen Schlafstörungen. Kinder, die schlecht einschlafen, reagieren besonders gut auf dieses Mineral. (In diesem Fall 1 bis 2 Pastillen kurz vor dem Schlafengehen einnehmen lassen, ggf. nach 20 Minuten noch einmal wiederholen.)

Nr. 14 Kalium bromatum D6 wird jedoch auch bei stark ausgeprägter Schläfrigkeit und starker Schwäche eingesetzt. Übersteigerte oder erloschene Libido sind weitere Bereiche, bei denen dieses Biomineral hilfreich ist. Gleichzeitig wirkt es entzündungshemmend an Haut und Schleimhaut. Daher wird es auch bei Ekzemen und Akne ergänzend eingesetzt.

Wirkung bei der Gewichts- und Stoffwechselregulation

Die Wirkung dieses Salzes ist über die nervliche Entspannung zu erklären. Die Organe arbeiten in entspanntem Zustand ausgeglichener, was sich auf den gesamten Stoffwechsel auswirkt. Darüber hinaus neigen Sie in einer entspannten Situation weniger zum »Frustessen«.

Psychische Zeichen des Mineralbedarfs

Die Hauptwirkung von Nr. 14 Kalium bromatum D6 ist die Beruhigung bei psychischer Erregung, gleichzeitig aber auch die Stimulation bei psychischer Erschöpfung. Melancholie, Gedächtnisverlust, Wahnvorstellungen, religiöse Depressionen sowie Einbildung von Verschwörungen gegen die eigene Person sind weitere Hinweise, dass dieses Funktionssalz verabreicht werden sollte.

Seelisch-geistiger Hintergrund

Der Kalium-bromatum-Typ hat feste Weltanschauungen, die jedoch durch drohende Gefahren leicht ins Wanken geraten können. Mit dieser Einstellung könnte man ihn als »Wendehals« bezeichnen. Was gerade noch voller Überzeugung vertreten wurde, hat im nächsten Moment schon keine Gültigkeit mehr. Dieser Mensch erschafft seine Wahrheit jede Minute neu. Das macht ihn für seine Umwelt schwierig. Auch er selbst ist hin und her gerissen zwischen den eigenen Ansprüchen, den Bedürfnissen des Körpers und der Realität.

Besonderheiten

Verdauungsbeschwerden gehen meist mit starkem Durst einher. Nr. 14 Kalium bromatum D6 kann hier helfen. Ebenso kann es eine übersteigerte Libido senken.

Nr. 15 Kalium jodatum D6

Äußerliche Kennzeichen

Der Bedarf an Nr. 15 Kalium jodatum D6 macht sich durch ein Kloßgefühl im Hals bemerkbar. Der Hals erscheint druckempfindlich, und der Betroffenen klagt über ständiges Räuspern. Im fortgeschrittenen Stadium zeigt sich eine Verdickung direkt unterhalb und/oder leicht seitlich des Kehlkopfes.

Allgemeine Beschreibung des Biominerals

Kalium jodatum ist wegen seiner Jodkomponente ein wichtiges Salz zum Ausgleich der Schilddrüse. Es kann bei Über- und Unterfunktion eingesetzt werden. Dieses biochemische Salz beeinflusst die Blutzusammensetzung, reguliert den Blutdruck, dient der Anregung der Gehirn- und Herztätigkeit. Es reguliert zudem Stoffwechsel und Verdauung. Darüber hinaus wird es bei rheumatischen Gelenkschwellungen, pochendem Kopfschmerz sowie Schmerzen in Kreuz- und Steißbein eingesetzt.

Wirkung bei der Gewichts- und Stoffwechselregulation

Nr. 15 Kalium jodatum D6 ist ein nützliches Ergänzungssalz zur Gewichtsregulation. Da es die Schilddrüse in Balance bringt, regt es den Stoffwechsel an und reguliert die Verdauung.

Psychische Zeichen des Mineralbedarfs

Starke Erregbarkeit, aber auch weinerliche und depressive Verstimmungen, sowie die klassische Novemberdepression sind Hinweise auf einen Bedarf an Kalium jodatum. Die starke Erregbarkeit kann sich bis zur Aggression steigern und sich vor allem gegen die Familie oder Freunde richten. Mitunter geben die Betroffenen jede Zurückhaltung auf und werden ausfallend.

Seelisch-geistiger Hintergrund

Kalium-jodatum-Menschen folgen sehr hohen Idealen. Sie haben keine Mühe, für eine Idee, eine Partei oder für die Sache des Partners einzustehen. Der seelische Aspekt des Kalium-jodatum-Mangels sind ständige Zweifel, die durch eine tiefe Verletzung ausgelöst wurden. Wenn diese Menschen in ihrem Weltbild hinterfragt werden, steigt der Bedarf. Sie fühlen sich im Konfliktfall von ihren Liebsten verraten. Um das zu überspielen, stehen sie steil aufrecht und sind so nervös, dass sie sich immer beschäftigen müssen.

Besonderheiten

Ein Hinweis auf den Bedarf an Kalium jodatum sind Beschwerden, die sich durch Nässe und Kälte verschlechtern.

Nr. 16 Lithium chloratum D6

Äußerliche Kennzeichen

Für Nr. 16 Lithium chloratum D6 sind keine äußerlichen Hinweise bekannt.

Allgemeine Beschreibung des Biominerals

Lithium chloratum findet seine Anwendung vor allem im Bereich des rheumatischen Formenkreises, wie z.B. bei Gicht und Schädigungen durch Cortisongaben. Bei entzündlichen Erkrankungen der ableitenden Harnwege hat sich dieses Mittel auch als »Eisbrecher« bewährt, wenn herkömmliche Methoden nicht die gewünschten Erfolge brachten. Ein weiterer Bereich, in dem dieses Biomineral indiziert ist, sind Erschöpfung und schwere nervliche Belastung, außerdem: Schwindel, Völlegefühl im Kopf, Migräne, verschwommenes Sehen, Ohrenklingen, Muskelschwäche und Kräfteverfall.

Lithium chloratum ist bisher noch nicht weiter erforscht. Es scheint am Eiweißbildungsstoffwechsel beteiligt zu sein und hat vermutlich positive Auswirkungen auf das Immunsystem.

Wirkung bei der Gewichts- und Stoffwechselregulation

Nr. 16 Lithium chloratum D6 wird, wie bereits beschrieben, bei Gicht und Störungen im Harnsäurehaushalt eingesetzt. Es kann ganz allgemein auch zur Entsäuerung des Organismus herangezogen werden.

Psychische Zeichen des Mineralbedarfs

»Himmelhoch jauchzend – zu Tode betrübt« beschreibt die Psyche des Lithium-chloratum-Typs am besten. Mit diesem Mittel können die extremen Stimmungsschwankungen gemindert werden. Auffällig ist hier auch das schlechte Namensgedächtnis. Der Betroffene weint und beklagt seine Lage.

Seelisch-geistiger Hintergrund

Die seelischen Auswirkungen ähneln denen von Nr. 8 Natrium chloratum D6.

Besonderheiten

Betroffene vermeiden feste Bindungen.

Nr. 17 Manganum sulfuricum D6

Äußerliche Kennzeichen

Die Zeichen sind von denen bei Nr. 3 Ferrum phosphoricum D12 nicht zu unterscheiden. Beide Mineralien ergänzen sich. Nr. 17 fördert die Aufnahme von Eisen im Körper.

Allgemeine Beschreibung des Biominerals

Bei allen Einsatzgebieten von Nr. 3 Ferrum phosphoricum D12 kann Nr. 17 Manganum sulfuricum D6 als »Verstärker« eingesetzt werden. Es hat einen Bezug zum Stütz- und Bewegungsapparat, zu den Atemwegen und zur Leber.

Darüber hinaus kann dieses Mineral bei Sterilität, Allergieneigung, Funktionsstörungen der Leber und Neigung zu Knochenmissbildungen eingesetzt werden. Es unterstützt die Blutbildung bei Anämie und wirkt gegen Erschöpfungszustände sowie gegen Herz-Kreislauf-Beschwerden. Die Betroffenen zeigen einen taumelnden Gang und die Neigung, nach vorn zu fallen. Mildernd wirkt es bei Schmerzzuständen und rheumatischen Beschwerden. Auf 10 Pastillen Nr. 3 Ferrum phosphoricum D12 sollte 1 Pastille Nr. 17 Manganum sulfuricum D6 verabreicht werden.

Wirkung bei der Gewichts- und Stoffwechselregulation

Manganum sulfuricum dient als Enzymaktivator für den Kohlenhydrat-, Cholesterin- und Eiweißstoffwechsel. Mangan ist wichtiger Bestandteil der Mitochondrien (kleine »Kraftwerke« der Zelle) und dient dort der Energiegewinnung in der Zelle. Es regt so den Stoffwechsel an.

Auf der seelischen Ebene hilft dieses Biomineral, Hassgefühle aufzulösen und damit selbstzerstörerische Prozesse zu stoppen, welcher einer kontinuierlichen Gewichtsregulation im Wege stehen.

Psychische Zeichen des Mineralbedarfs

Der Bedarf an Nr. 17 Manganum sulfuricum D6 zeigt sich durch unwillkürliches Lachen oder Weinen. Die Betroffenen neigen zu Spott und Sarkasmus. Sie entwickeln starke Hassgefühle, verabscheuen fröhliche Musik und stöhnen, ächzen und wimmern viel.

Seelisch-geistiger Hintergrund

Der Mangel an Manganum sulfuricum ist ein Ausdruck von Geltungsdrang, mit dem gleichzeitigen Gefühl, unterdrückt zu werden. Der Betroffene sehnt sich nach Macht, die er aber nicht hat. Daraus ergeben sich Hassgefühle. Kinder (auch erwachsene Kinder) dominanter Eltern haben häufig das Gefühl, nicht gegen die Eltern anzukommen und fühlen sich machtlos, tyrannisiert und gequält. Ihre Hassgefühle und Rachegedanken richten sich jedoch gegen sich selbst. Diese Menschen haben immer das Gefühl mehr leisten zu müssen, um anerkannt zu werden.

Besonderheiten

Der Körper schmerzt bei Berührung. Traurige Musik bessert das Befinden. Bei feuchtem Wetter wirkt der Körper wie taub.

Nr. 18 Calcium sulfuratum D6

Äußerliche Kennzeichen

Hartnäckige Hautausschläge und Vereiterungen (ähnlich wie bei Nr. 12 Calcium sulfuricum D6) sind äußere Zeichen für den Bedarf an Nr. 18 Calcium sulfuratum D6.

Allgemeine Beschreibung des Biominerals

Über dieses Mittel ist recht wenig bekannt. Es wird bisher bei Gewichtsverlust trotz Heißhunger und bei Erschöpfung eingesetzt. In der weiteren Anwendung ist dieses Salz Nr. 12 Calcium sulfuricum D6 sehr ähnlich. Einzig der Schwefelgehalt ist höher, was den ausleitenden Effekt noch verstärkt. Einsatzgebiete sind: hartnäckige, eitrige und schwer heilende Hautausschläge, sowie Vergiftungen. Bei Milchschorf, kann Nr. 18 Calcium sulfuratum D6 die Wirkung des üblicherweise eingesetzten Nr. 2 Calcium phosphoricum D6 noch verstärken.

Wirkung bei der Gewichts- und Stoffwechselregulation

Auch Nr. 18 Calcium sulfuratum D6 ist eher zur Gewichtszunahme als zum Abnehmen geeignet. Es hat allerdings eine stark entgiftende Komponente, die bei einer Stoffwechselumstellung immer zu beachten ist.

Psychische Zeichen des Mineralbedarfs

Ein Bedarf an Nr. 18 Calcium sulfuratum zeigt sich durch Größenwahn und, bei Nichterreichen der großen Ideen, durch tiefen Absturz in Melancholie und Erschöpfung.

Seelisch geistiger Hintergrund

Auf der seelischen Ebene ist Calcium sulfuratum das Mineral der übertrieben Ehrgeizigen. Sie steigen wie Phönix aus der Asche, sind extrem aktiv in dem festen Glauben, jetzt aus dem Tal heraus zu sein. Doch dann geht ihnen mitten auf dem Weg nach oben die Luft aus, und sie brechen wieder ein. Dieses Scheitern ist für sie nur schwer zu akzeptieren. Sie sammeln in der Phase der Melancholie neue Kraft für den nächsten Anlauf. Wer sich von dieser Beschreibung angesprochen fühlt, sollte über den Ausspruch »ein gutes Pferd springt nicht weiter als es muss« nachdenken und in seinem Alltag mehr danach handeln.

Besonderheiten

Da das Salz noch nicht so gut erforscht ist, sind keine Besonderheiten zu nennen.

Nr. 19 Cuprum arsenicosum D6

Äußerliche Kennzeichen

Die Zunge wirkt schmutzig und ist dick braun belegt. Der Urin riecht knoblauchartig.

Allgemeine Beschreibung des Biominerals

Nr. 19 Cuprum arsenicosum D6 wurde von Dr. Schüßler gegen Kopfschmerz eingesetzt, der mit der »heißen 7« nicht zu behandeln war, außerdem nächtliche Wadenkrämpfe, die durch Herumlaufen besser werden. Auch bei Ischiasbeschwerden, Hexenschuss, Neuralgien, Krampf- und Ohnmachtsanfällen sowie bei Koliken (Galle, Niere, Darm und Magen) zeigte es seine Wirkung. Für Sportler ist es wegen seiner krampflösenden Eigenschaften ein interessantes Mineral. Schwangeren kann bei Schwangerschaftserbrechen durch dieses Salz Linderung verschafft werden.

Wirkung bei der Gewichts- und Stoffwechselregulation

Cuprum (Kupfer) ist ein Spurenelement. Im Stoffwechsel ist es Bestandteil der Oxidasen (Enzyme). Alle biologischen Systeme benötigen dieses Mineral.

Psychische Zeichen des Mineralbedarfs

Der Bedarf an Nr. 19 Cuprum arsenicosum D6 zeigt sich durch das »wie aus dem Nichts« auftauchende Gefühl sich verteidigen zu müssen.

Seelisch-geistiger Hintergrund

Das Mineral zeigt auf der geistigen Ebene die Fixierung auf Vorschriften und die Suche nach Autorität. Vorgaben wie beispielsweise Kleiderordnungen oder Verhaltensregeln werden peinlich genau eingehalten. Die vom Mangel Betroffenen versuchen so, sich in die Rollen ihrer Vorbilder (oft fernöstliche Krieger) hineinzuleben. Betroffene haben immer Angst vor Gefahren oder Unglück.

Besonderheiten

Beschwerden, die durch einen Bedarf an Nr. 19 Cuprum arsenicosum D6 ausgelöst werden, verbessern sich, wenn kaltes Wasser getrunken wird, verschlechtern sich hingegen durch Berührung und nachts.

Nr. 20 Kalium aluminium sulfuricum D6

Äußerliche Kennzeichen

Für Nr. 20 Kalium aluminium sulfuricum D6 sind keine äußeren Kennzeichen bekannt.

Allgemeine Beschreibung des Biominerals

Nr. 20 Kalium aluminium sulfuricum D6 ist auch als Alaun bekannt. Männer verwenden es zur Behandlung kleinerer Schnittverletzungen nach dem Rasieren. Es beschleunigt die Blutgerinnung. Streng genommen ist es kein Biomineral, da es natürlicherweise im Körper nicht vorkommt.

Wie viele der Ergänzungsmittel hat auch Nr. 20 Kalium aluminium sulfuricum D6 einen Bezug zum vegetativen Nervensystem. Erschöpfungszustände, aber auch Magen-, Darm- und Blähungskoliken, Durchfälle und andere Schleimhautreizungen sind Indikationen für dieses Mittel. Bei Schwindelgefühlen, starkem nächtlichem Schwitzen, Blasenschwäche und anderen vegetativ beeinflussten Funktionsstörungen sollte ebenfalls an Kalium aluminium sulfuricum gedacht werden.

Wirkung bei der Gewichts- und Stoffwechselregulation

Nr. 20 Kalium aluminium sulfuricum D6 hat aufgrund seines Einflusses auf das vegetative Nervensystem eine unmittelbare Wirkung auf die Verdauung.

Psychische Zeichen des Mineralbedarfs

Betroffene wirken unterdrückt, gehen aber in dieser Rolle auf. Sie haben dabei jedoch immer das Gefühl, kein eigenes Ich zu besitzen.

Seelisch-geistiger Hintergrund

Der Bedarf an Kalium aluminium sulfuricum zeigt sich seelisch durch die Angst vor Individualitäts- und Identitätsverlust. Das Schlimmste, was sich ein Betroffener vorstellen kann, ist der Verlust der Willenskraft und der Kontrolle über seinen Körper.

Besonderheiten

Zu diesem Mittel sind keine Besonderheiten bekannt.

Nr. 21 Zincum chloratum D6

Äußerliche Kennzeichen

Der Bedarf an Nr. 21 Zincum chloratum D6 zeigt sich ähnlich wie bei Nr. 10 Natrium sulfuricum D6 durch sanfte Schmetterlingsröte im Gesicht, die sich über Wangen und Nase erstreckt. Die Nase ist nach dem Essen stärker gerötet.

Allgemeine Beschreibung des Biominerals

Die Wirkung von Zincum chloratum betrifft vor allem Gehirn und Nerven. Menschen mit gereiztem Nervenkostüm, das sich in unruhigen Beinen, Juckreiz, Konzentrationsschwäche oder allgemeiner Mattigkeit zeigt, sollten dieses Biomineral einnehmen. Ebenso wird es eingesetzt bei Haarausfall, mangelnder Reifung der Geschlechtsorgane und zur Stimulation des Immunsystems.

Wirkung bei der Gewichts- und Stoffwechselregulation

Das Spurenelement Zink wird als Bestandteil von Enzymen (den Dehydrogenasen) zum Stoffwechsel benötigt. In der Bauchspeicheldrüse ist es an der Bildung von Insulin beteiligt, von der Leber wird es zum Alkoholabbau benötigt.

Psychische Zeichen des Mineralbedarfs

Menschen mit Zincum-chloratum-Bedarf reagieren auf Konflikte reizbar und verzagt. Sie wirken oft unruhig.

Seelisch-geistiger Hintergrund

Der Bedarf an Nr. 21 Zincum chloratum D6 zeigt sich in Schuldgefühlen, die so weit gehen können, dass der Betroffene den Eindruck hat, er hätte ein Verbrechen begangen und werde von Behörden verfolgt. Dieses Mittel wird eingesetzt, wenn sich ein Mensch mit Schuldgefühlen quält, die für Außenstehende meist nicht der Rede wert erscheinen.

Der Zincum-chloratum-Typ legt großen Wert auf seine öffentliche Wirkung und fürchtet nichts mehr als eine Blamage, z.B. durch unkorrekte Kleidung. Geld ist (zur inneren Wertsteigerung) für ihn sehr wichtig.

Besonderheiten

Zu diesem Salz sind keine Besonderheiten bekannt.

Nr. 22 Calcium carbonicum D6

Äußerliche Kennzeichen

Menschen, die einen besonders hohen Bedarf an Nr. 22 Calcium carbonicum D6 zeigen, wirken vom Körperbau her untersetzt und werden auch als Pykniker bezeichnet. Die Haut scheint gedunsen. An den Augen zeigt sich ein so genanntes »Herzkäppchen«: Eine dünne Hautfalte zieht sich diagonal von der Mitte des Auges zum Unterrand des äußeren Augenwinkels. Das Herzkäppchen zeigt sich besonders bei älteren und bei Menschen, die sich dauerhaft überfordern.

Allgemeine Beschreibung des Biominerals

Auch Calcium carbonicum gehört streng genommen nicht zu den Biomineralen, denn es kommt in dieser Form nicht im Körper vor. Jedoch braucht der Körper dieses kohlensaure Calcium, um für den Calciumstoffwechsel freie Calciumionen zur Verfügung zu haben. Diese unterstützen das Wachstum von Zähnen und Knochen. Haut und Schleimhäute werden bei Entzündungen geschützt. Kalzium lindert die Impulsübertragung von Muskeln und Nerven und stabilisiert die Zellmembran.

Wie alle Calciumverbindungen kommt auch Calcium carbonicum vorwiegend in den härteren Teilen des Körpers vor. So findet man z.B. hohe Konzentrationen dieses Salzes an den Köpfen der Oberschenkelknochen. Fehlt es, so kommt es zur schnellen Alterung (auch bei Kindern). Es ist ein Mineral, das sich nur langsam aufbaut, jedoch sehr nachhaltig wirkt. Daher wird Nr. 22 Calcium carbonicum D6 bei chronischen Prozessen gern unterstützend eingesetzt.

Wirkung bei der Gewichts- und Stoffwechselregulation

Der Bedarf an Calcium carbonicum zeigt sich durch eine Neigung zum Dickwerden. Jedoch ist aus der Beschreibung kein direkter Bezug zum Stoffwechsel herzustellen.

Psychische Zeichen des Mineralbedarfs

Ein Calcium-carbonicum-Mangel zeigt sich auf der psychischen Ebene z.B. durch Niedergeschlagenheit und Vergesslichkeit. Besonders in Krisen treten diese Zeichen auf. Betroffene neigen dann dazu, stereotype Bewegungen zu machen, also z.B. Streichhölzer zu knicken, Zettel mit Mustern zu bemalen. Der Schlaf ist nicht erholsam. Es wird lebhaft über eine drohende Gefahr geträumt. Die Betroffenen haben Angst vor Elend, Katastrophen und vor Krankheiten und folgen den Anweisungen des Arztes peinlich genau. Sie neigen außerdem zu Argwohn und sind misstrauisch, wenn andere sie anschauen.

Seelisch-geistiger Hintergrund

Menschen mit dauerhaftem Calcium-carbonicum-Mangel neigen dazu, sich selbst zu wenig ernst zu nehmen, und sie vergessen sich selbst zu achten. Sie definieren sich häufig über ihren Partner oder ihre Arbeit. Ein Bedarf an diesem Mineral zeigt sich auf der seelischen Ebene durch ein starkes Schutzbedürfnis. Sicherheit ist diesen Menschen das Wichtigste. Lebensveränderungen wie Umzüge oder Wechsel der beruflichen Stellung versetzen sie in Angst.

Besonderheiten

Sie wissen genau, dass Sie nicht schwanger sind, Ihnen gelüstet aber dennoch nach extravaganten Speisekombinationen? Sie haben Heißhunger auf Eier oder Speiseeis? Das sind Zeichen des Calcium-carbonicum-Bedarfs. Der Mangel zeigt sich z. B. auch durch eine Abneigung gegen Bewegung, aber auch durch Schwindelgefühle in großen Höhen. Wärme verbessert die Beschwerden.

Nr. 23 Natrium bicarbonicum D6

Äußerliche Kennzeichen

Ein Mangel an Nr. 23 Natrium bicarbonicum D6 zeigt sich im Gesicht durch wasserblaue Augen. Die Iris ist mit weißen Auflagerungen belegt. Die Betroffenen wirken blass mit blauen Ringen um die Augen. Oft leiden sie unter fauligem Atem.

Allgemeine Beschreibung des Biominerals

Nr. 23 Natrium bicarbonicum D6 ist das wichtigste Mittel bei allgemeiner Übersäuerung. Häufig ist bei einem Mangel an Nr. 9 und Nr. 10 auch die Nr. 23 zu verabreichen. Daher sollte es bei allen Erkrankungen, bei denen die Ursache in der Übersäuerung des Körpers zu suchen ist (wie chronische Entzündungen, Rheuma, Gicht usw.), verabreicht werden. Da dieses Salz die Bauchspeicheldrüse positiv beeinflusst, ist es zusätzlich zur herkömmlichen Therapie mit der Nr. 10 zu verordnen. Als Natron war es schon zu Omas Zeiten ein altes Hausmittel gegen Übersäuerung des Magens. Natrium bicarbonicum lindert Sodbrennen und puffert die Salzsäure im Magen ab. Auch dieses Mineral kann bei Schwangerschaftserbrechen eingesetzt werden.

Wirkung bei der Gewichts- und Stoffwechselregulation

Nr. 23 Natrium bicarbonicum D6 aktiviert den Stoffwechsel und bringt besonders die harnpflichtigen Substanzen zur Ausscheidung, wodurch der Organismus entlastet wird. Dieses Nährsalz hat auch auf die Bauchspeicheldrüse eine positive Wirkung. Es ist dort an der Bildung von Verdauungssäften beteiligt.

Psychische Zeichen des Mineralbedarfs

Der Natrium-bicarbonicum-Bedarf zeigt sich deutlich in Ablehnung gegenüber bestimmten Menschen und durch unklare Ängste und Melancholie, die jedoch nur auftreten, wenn der Betroffene unterfordert ist. Eigentlich ist es ein Ausdruck von Langeweile und fehlendem Selbstvertrauen. Musik bringt betroffene Menschen zum Weinen.

Seelisch-geistiger Hintergrund

Der Natrium-bicarbonicum-Typ hat feste Prinzipien, denen er folgt. Er sucht den Partner fürs Leben. Sollte die Beziehung in die Brüche gehen, leidet er sehr. Dieses Mineral hilft dabei, sich nicht in Arbeit zu flüchten, um seine Gefühle zu verdrängen, sondern sie stattdessen wahrzunehmen und zu durchleben.

Besonderheiten

Bewegung verbessert das Befinden, Sonneneinstrahlung, Gewitter oder Zugluft verschlechtern die Beschwerden.

Nr. 24 Arsenicum jodatum D6

Äußerliche Kennzeichen

Ausscheidungen, die auf einen Mangel an Nr. 24 Arsenicum jodatum D6 zurückgehen, sind ätzend und reizen die Haut, mit der sie in Berührung kommen. Die Augen sind gerötet. Bei Männern kann es zu Bartekzemen kommen.

Allgemeine Beschreibung des Biominerals

Arsenicum jodatum wird bei Allergien eingesetzt, denn die Wirkung bezieht sich vor allem auf die serösen Häute der Lunge und des Rachenringes (Mandeln, Kehlkopf) sowie die Haut. So ist dieses Mineral bei Heuschnupfen, Neurodermitis, chronischer Bronchitis und Asthma äußerst hilfreich. Bei Ekzemen und Akne sowie bei Schwäche- und Ohnmachtsanfällen wird es ebenfalls erfolgreich angewendet. Arsenicum jodatum wird in der Literatur als das Hauptmittel gegen Tuberkulose beschrieben.

Wirkung bei der Gewichts- und Stoffwechselregulation

Nr. 24 Arsenicum jodatum D6 hat keine besonderen Auswirkungen auf den Stoffwechsel.

Psychische Zeichen des Mineralbedarfs

Arsenicum jodatum ist das Mittel der physischen Angst. Hände und Füße fühlen sich in einem solchen Fall häufig »wie eingeschlafen« an. Betroffene lehnen es ab zu reden und antworten nicht auf Fragen. Sie wirken ruhelos. Für hyperaktive Kinder ist dieses Mineral ebenfalls geeignet.

Seelisch-geistiger Hintergrund

Menschen mit einem Bedarf an Nr. 24 Arsenicum jodatum D6 fühlen sich gottverlassen, enttäuscht und betrogen.

Besonderheiten

Besonderheiten zu diesem Mineral sind nicht bekannt.

Wirkung und Einnahme der Biomineralsalze

Was unterscheidet biochemische und grobmolekulare Mineralien?

Worin besteht der Unterschied zwischen Mineralien – wie Calcium oder Magnesium – aus der Drogerie und biochemischen Salzen? Stellen Sie sich vor, Sie möchten ein Haus bauen. Für dieses Haus benötigen Sie Steine. Da bei der Bestellung die Eigenschaften nicht weiter differenziert wurden, erhalten Sie Steinblöcke, wie sie für den Pyramidenbau benötigt worden wären. Um die Steine passend zu machen, müssen Sie zusätzliche Energie aufbringen, mit der Sie diese großen Blöcke in verwendbare Teile zerlegen. Fehlt Ihnen allerdings die Energie zum Zerteilen, bleiben die großen Blöcke zunächst unbearbeitet liegen, und Sie müssen sich beim Arbeiten immer um diese Blöcke herumbewegen.

Wird Ihnen hingegen die richtige Steingröße geliefert, kann die weitere Verarbeitung sofort beginnen. Sie brauchen keine zusätzliche Energie, und Ihr Haus ist schneller fertig.

Entsprechend diesem Bild können Sie sich auch den Unterschied vorstellen, der zwischen Mineralien in grobmolekularer Form (welche z. B. in der Drogerie oder in Reformhäusern angeboten werden) und den biochemischen Salzen nach Dr. Schüßler besteht.

Bei den großmolekularen Mineralien ist zusätzliche Energie erforderlich, um sie für den Körper nutzbar zu machen. Sie werden erst über den Magen in den Darm geleitet und dort in den Blutkreislauf aufgenommen. Bei einer Störung der Darmflora kann das Mineral unter Umständen nicht resorbiert werden. Im günstigsten Fall wird es wieder ausgeschieden. Doch das nicht verarbeitete Material kann auch an Stellen abgelagert werden, an denen es den Körper zunächst nicht weiter belastet. »Beliebte« Orte sind schlecht durchblutete Gewebe, wie etwa Gelenke oder Bindegewebe, die nicht so häufig beansprucht werden. Bei einem langfristigen Überangebot wird immer mehr abgelagert, und es kommt zur Verkalkung oder zur Einlagerung von Schlacken ins Bindegewebe, was sich zum Beispiel als Muskelverhärtungen bemerkbar macht.

Das ist bei den biochemischen Mitteln nicht möglich. Die Salze werden durch die Mundschleimhaut zum Blut transportiert und von hier zu den Stellen im Körper gebracht, die sie benötigen. Der Darm wird umgangen, wodurch selbst bei einer gestörten Darmflora eine optimale Aufnahme gewährleistet ist. Es wird keine zusätzliche Körperenergie für den Umbau vom Molekül zur benutzbaren Größe benötigt. Bei einem Überangebot eines bestimmten Minerals werden zunächst andere »Baustellen« versorgt. Ist dann immer noch etwas übrig, entsteht ein Depot, das bei Bedarf jederzeit angezapft werden kann, da es in besser durchbluteten Bereichen liegt.

Salz – das Gold der Erde

Die heilende Wirkung des Steinsalzes wurde schon vor 6000 Jahren in Indien in der ayurvedischen Medizin erkannt. Im Altertum war Salz ein beliebtes Gastgeschenk. Es war kostbarer als Gold und gut zu transportieren.

Für die Stoffwechselregulation ist es wichtig, gutes, *unraffiniertes* Salz zu verwenden, also Salz, das nicht industriell verarbeitet wurde. Gut 90 Prozent der Weltsalzproduktion wandert in die Industrie. Durch das industrielle Reinigungsverfahren werden dem Salz über mehrere chemische Prozesse weitgehend seine wesentlichen Bausteine entzogen. Es bleibt eigentlich nur noch NaCl übrig, das allerdings in dieser reinen chemischen Form in der Industrie für verschiedene chemische Prozesse gebraucht wird. Leider gelangt das gleiche Salz bei uns auf den Tisch. Die Massenproduktion bewirkt, dass es so günstig angeboten werden kann. NaCl in dieser grobmolekularen Form hat die unter Nr. 8 Natrium chloratum D6, Seite 83 beschriebene Wirkung. Zusätzlich macht es das Essen bitter und schädigt die Nieren. Unraffiniertes Salz (natürliches Steinsalz oder Himalaya-Salz) besteht aus insgesamt 84 verschiedenen Komponenten. Unter anderem sind hier alle 12 Schüßlersalze enthalten, aber auch die für den Körper so wichtigen Spurenelemente. Es wird aus den Tiefen der Berge entnommen. Durch die Verschiebung von Erd- und Gesteinsschichten gelangten die Salzmassen der Urmeere tief in den Bauch der Erde, wo sie vor jeglichen Umwelteinflüssen bis heute geschützt sind. Die heutigen Meere hingegen sind leider mit Chemikalien, Rohöl, radioaktiven Stoffen und Schwermetallen stark verschmutzt. Daher ist auch das Meersalz je nach Entnahmeort stark belastet.

Mit unraffiniertem Salz gewürzte Nahrung intensiviert den Eigengeschmack der einzelnen Komponenten, macht das Essen jedoch nicht salzig.

Himalaya-Salz erhält man inzwischen in den meisten Naturkostläden als Salzbrocken, Granulat oder Streusalz. Alles ist gleich gut. Die Salzbrocken werden einfach in Wasser in ein Einmachglas gelegt. Das Salz löst sich aus dem Stein, und es entsteht eine 26,4-prozentige Lösung. Mehr Salz löst sich nicht in Wasser. Man spricht dann von einer gesättigten Lösung. Mit dieser Sole können sie sich die Zähne putzen und Ihre Speisen würzen.

Als morgendliche Sole getrunken, dient es der Entschlackung. Dazu verwendet man 1 Teelöffel Himalaya-Sole oder Steinsalz auf 200 ml lauwarmes Wasser. Diese Mischung wird auf nüchternen Magen getrunken. Sie schwemmt Schlacken aus dem Körper und regt die Verdauung an.

Reaktionen auf Schüßlersalze

Die Einnahme von Schüßlersalzen bewirkt im Körper eine – ja durchaus erwünschte – Reaktion. Manchmal allerdings kann diese Reaktion stärker ausfallen als erwartet. Hier spricht man von der so genannten Erstverschlimmerung. Von meinen Patienten immer wieder beschriebene Reaktionen sind Blähungen, Durchfälle oder Pickelbildung. Jede dieser Reaktionen ist zu begrüßen, denn sie zeigt, dass Sie auf die Biomineralien ansprechen.

Eine Teilnehmerin aus meinen Kursen hatte fast 2 Wochen lang heftige Durchfälle. Sie wusste von sich, dass sie zu einer Milchzuckerunverträglichkeit neigt. Ich ermutigte sie die Mineralien weiter in der hohen Dosis zu nehmen. Nach 2 Wochen hatte sich alles normalisiert, auch die vermeintliche Milchzuckerunverträglichkeit war verschwunden.

Ein anderer, recht beleibter Teilnehmer verbrachte nach dem ersten Kurstag eine unruhige Nacht auf der Toilette. Er hatte sich von Nr. 10 Natrium sulfuricum D6 angesprochen gefühlt und sofort mit der Einnahme begonnen. Am zweiten Tag war er nur schwer davon zu überzeugen, weiterzumachen. Doch schließlich tat er es. Gegen Mittag waren alle Symptome verschwunden, und er fühlte sich innerlich gereinigt.

Deshalb: Trauen Sie sich, mit den Biomineralien zu experimentieren. Sie können sie nicht überdosieren, und sie haben auch keine Nebenwirkungen. Sie vertragen sich mit allen anderen Behandlungen und unterstützen dieses sogar.

Es gibt zwar manchmal Erstreaktionen, aber die hat bisher jeder meiner Patienten und Teilnehmer gut überlebt. Hinterher ging es allen besser. Nur Mut!

Einnahme und Dosierung

Dr. Schüßler vertrat die Ansicht, dass es ausreicht, nur ein Mineralsalz zu verabreichen – und zwar jenes, das dem jeweiligen Konstitutionstyp entspricht (ausführlichere Informationen dazu finden Sie in meinem Buch »Gesund durch Schüßlersalze«, siehe Literaturverzeichnis, Seite 193). Da heutzutage jedoch die Belastungen vielfältiger und höher sind, ist der Bedarf im Vergleich zur Zeit Dr. Schüßlers deutlich gestiegen.

Doch zunächst einige grundsätzliche Hinweise, wie Sie mit den Schüßlersalzen am besten umgehen:
- Die Biomineralien sollten nicht unmittelbar vor dem Essen, sondern am besten etwa 20 Minuten danach eingenommen werden.
- Die Wirkung wird gemindert, wenn Sie die Biomineralien mit einem Getränk herunterspülen.
- Die Mineralsalze bitte nicht mit Metall in Verbindung bringen, sondern z.B. zum Umrühren nur einen Holz- oder Plastiklöffel verwenden. Auch sollten Sie die Biomineralien nicht in Metalldosen aufbewahren, denn Metall beeinträchtigt die Wirkung.
- Wenn die Biomineralien in trockener, kühler, lichtgeschützter, geruchsfreier Umgebung aufbewahrt werden, ist die Haltbarkeit nahezu unbegrenzt.

Grundsätzlich gibt es bei der Dosierung keine Regel, wie sie bei den allopathischen (schulmedizinischen) oder homöopathischen Mitteln bestehen, z.B. dreimal täglich, da die Biomineralien die Zellen auf andere Art beeinflussen.

Über die Einnahmemengen der Salze gibt es in der Literatur sehr unterschiedliche Angaben. Je nachdem, ob die Autoren eine homöopathische Ausrichtung haben, oder ob sie den biochemischen Gedanken der Substitution verfolgen, variieren die Dosierungen. Die hier genannten Mengen sind Erfahrungswerte aus meiner praktischen Arbeit mit den Salzen.

Grundsätzlich gilt:

- Die Pastillen sollten möglichst lange im Mund behalten werden, da sie bereits hier über die Schleimhaut vom Körper aufgenommen werden und zu wirken beginnen. In akuten Fällen nimmt man alle 5 Minuten 1 bis 2 Tabletten, in chronischen Fällen drei- bis sechsmal täglich 1 bis 6 Tabletten.
- Vorbeugend reichen üblicherweise 10 bis 15 Pastillen täglich pro Mineral.
- Akute Zustände sind momentan hohe Mineralbedarfssituationen, die kurzfristig viel Substanz verlangen, d.h. alle 5 Minuten eine Pastille, bis die Symptome verschwinden. Danach sind die Einnahmezeiträume zu verlängern.
- Große Schwäche ist ebenfalls ein akuter Zustand, der vorübergehend einen hohen Bedarf anzeigt. Auch dieser Zustand verlangt hohe Gaben in kurzer Zeit. In diesem Fall auch alle 5 Minuten eine Pastille nehmen, bis die Symptome verschwinden.
- Chronische Zustände sollten mit kleinen, aber regelmäßigen Gaben behandelt werden. Der Einnahmezeitraum ist hier bei 6 bis 24 Monaten anzusetzen. Als tägliche Dosis sind 12 bis 15 Pastillen zu empfehlen. Die Folge ist, dass die Regeneration schneller einsetzt und sich somit das Allgemeinbefinden bald bessert.
- Bei der Einnahme können mehrere Biomineralien ungeachtet ihrer Wirkstoffe kombiniert werden. Die einzelnen Bestandteile werden an die Stellen im Organismus befördert, an denen die geringste Konzentration an Mineralsalzen herrscht bzw. der Bedarf am höchsten ist.

- Kinder bis 6 Jahre lutschen bei chronischen Beschwerden täglich 1 Pastille pro Lebensjahr, von 7 bis 12 Jahren je nach Intensität der Beschwerden 7 bis 12 Pastillen täglich. Ab 45 kg Körpergewicht kann die normale Erwachsenendosis von 10 bis 15 Pastillen verabreicht werden.
- Für Säuglinge kann eine Pastille zerrieben und vom Finger gelutscht oder ins Fläschchen gegeben werden, oder das Pulver wird dem Kind direkt auf die Zunge gelegt.

Die »Schrotschussmethode«

Eine Möglichkeit der Einnahme ist die so genannte »Schrotschussmethode«. Je nach Ausprägung des Mangels werden die verschiedenen Salze zu einer Tagesdosis zusammengestellt. Sie geben alle Pastillen in eine Dose (bitte keine Metalldose!) und nehmen die Ration über den Tag verteilt ein – die Dose muss am Abend leer sein. Es erübrigt sich dabei, nach der Methode »dreimal täglich« vorzugehen.

Das ist so einfach, dass es für jeden – auch für Berufstätige – durchführbar ist.

Täglicher Wechsel der Biomineralien

Eine weitere Möglichkeit besteht darin, jeden Tag nur ein bestimmtes Salz zu nehmen und am nächsten Tag zu wechseln. Dem Körper wird damit die Gelegenheit gegeben, sich intensiv mit einem bestimmten Salz auseinanderzusetzen. So können Sie die Reaktion auf jedes einzelne Mineral leichter nachvollziehen.

Einschleichen

Bei besonders sensiblen Menschen (Empfindungsnaturell, siehe Seite 46) oder solchen, die eventuell eine Milcheiweißunverträglichkeit haben, kann die folgende Methode helfen. Einschleichen bedeutet: Man gibt 5 bis 7 Tage lang 1 bis 2 Pastillen täglich von einem Biomineral, im Anschluss 5 Tage lang bis zu 6 Pastillen; in der dritten Woche sollte die Höchstmenge dieses Minerals (bis zu 25 Stück täglich) erreicht werden. Erst wenn man mit der Einnahme eines Salzes diese Schlussphase erreicht hat, kann ein weiteres zugeführt werden.

Flüssige Biomineralien

Vom homöopathischen Laboratorium A. Pflüger werden ab Januar 2005 die Biomineralien auch in flüssiger Form (auf Alkoholbasis) angeboten. Hierbei gilt die Dosierung: ein Tropfen entspricht einer Pastille. Achten Sie hierbei bitte darauf, den Schluck Wasser, in dem die alkoholische Lösung enthalten ist, wie einen guten Wein etwas zu »kauen«, damit die Mineralstoffe über die Mundschleimhäute diffundieren können.

Anwendungsempfehlungen für die Schüßlersalze

Durch Fehlernährung kommt es immer wieder zu unterschiedlichsten Symptomen wie brüchigen Nägeln, unspezifischen Schmerzen, Zahnfleischbluten und vielem anderen mehr. Eine Ernährungsumstellung kann in der ersten Phase schmerzhaft sein. Längst vergessene »Zipperlein« zeigen sich wieder. Der Körper signalisiert damit, dass er bereit ist, etwas zu ändern. Die Psyche entscheidet dann, ob die Veränderung von Dauer sein kann oder wieder blockiert wird.

Im Folgenden finden Sie Kuren mit Biomineralien zu unterschiedlichen Erscheinungen auf einen Blick. Die Mengenangaben der Pastillen beziehen sich jeweils auf das Bewegungsnaturell. Wenn Sie in Ihrem Test zu den Naturellen eher dem Ernährungsnaturell entsprechen, erhöhen sie die Menge um je eine Pastille, Empfindungsnaturelle verringern die Zahl um je eine Pastille.

Meine persönliche Lieblingskur ist die 12er-Kur. Sie kommt zur Anwendung, wenn etwas nicht vorangeht oder Sie immer wieder vor den gleichen Herausforderungen stehen. Wenn Sie spüren, dass Sie zu einem Thema bereits in den Startlöchern stehen, aber vergeblich auf den Startschuss warten, dann ist die 12er-Kur die richtige Anwendung für Sie.

Wenn Sie feststecken: Die 12er-Kur

7:00–11:00 Uhr	12:00–15:00 Uhr	16:00–21:00 Uhr
Nr. 12 D6 – 2 Pastillen	Nr. 12 D6 – 2 Pastillen	Nr. 12 D6 – 2 Pastillen

Nehmen Sie die Pastillen der Nr. 12 Calcium sulfuricum D6 nach diesem Schema 4 Tage lang ein, und machen Sie dann 3

Tage Pause. Wiederholen Sie das Ganze insgesamt dreimal. Aus meiner eigenen und meiner Praxiserfahrung kann ich nur sagen: Diese Kur hat es in sich. Patienten berichten immer wieder über eine kaum gekannte Klarheit zu anstehenden Themen. Es kristallisiert sich heraus, was man will und was man nicht will – verbunden mit der nötigen Durchsetzungskraft, um so gefasste Entschlüsse auch in die Tat umzusetzen.

Empfehlung zur Unterstützung von Diäten

7:00–11:00 Uhr	12:00–15:00 Uhr	16:00–21:00 Uhr
Nr. 3 D12 – 6 Pastillen	Nr. 5 D6 – 6 Pastillen	Nr. 8 D6 – 8 Pastillen
Nr. 7 D6 – 5 Pastillen	Nr. 8 D6 – 6 Pastillen	Nr. 9 D6 – 6 Pastillen
Nr. 10 D6 – 6 Pastillen	Nr. 10 D6 – 6 Pastillen	Nr. 10 D6 – 8 Pastillen
Nr. 11 D12 – 5 Pastillen	Nr. 12 D6 – 6 Pastillen	Nr. 12 D6 – 6 Pastillen

Empfehlung zur Blutreinigung und Entschlackung

Mit dieser Kombination an Biomineralien können Sie beispielsweise eine Fastenkur unterstützen. Nehmen Sie 4 Tage lang:

7:00–11:00 Uhr	12:00–15:00 Uhr	16:00–21:00 Uhr
Nr. 3 D12 – 9 Pastillen	Nr. 8 D6 – 7 Pastillen	Nr. 6 D6 – 9 Pastillen

anschließend 4 Tage:

7:00–11:00 Uhr	12:00–15:00 Uhr	16:00–21:00 Uhr
Nr. 10 D6 – 9 Pastillen	Nr. 8 D6 – 7 Pastillen	Nr. 9 D6 – 9 Pastillen

anschließend zur Zellregeneration 4 Tage:

7:00–11:00 Uhr	12:00–15:00 Uhr	16:00–21:00 Uhr
Nr. 2 D6 – 9 Pastillen	Nr. 8 D6 – 7 Pastillen	Nr. 11 D12 – 9 Pastillen

Empfehlung zur Entgiftung

7:00–11:00 Uhr	12:00–15:00 Uhr	16:00–21:00 Uhr
Nr. 3 D12 – 9 Pastillen	Nr. 5 D6 – 9 Pastillen	Nr. 8 D6 – 9 Pastillen
Nr. 4 D6 – 5 Pastillen	Nr. 6 D6 – 5 Pastillen	Nr. 9 D6 – 5 Pastillen
Nr. 5 D6 – 5 Pastillen	Nr. 7 D6 – 5 Pastillen	Nr. 11 D12 – 5 Pastillen
Nr. 10 D6 – 9 Pastillen	Nr. 10 D6 – 9 Pastillen	Nr. 12 D6 – Pastillen

Zusätzlich empfehle ich Brennnesseltee, der die Entgiftung stark unterstützt, sowie basische Bäder mit dem Badesalz »Basenbad«.

Empfehlung zur Aktivierung und zum Energieausgleich

7:00–11:00 Uhr	12:00–15:00 Uhr	16:00–21:00 Uhr
Nr. 2 D6 – 5 Pastillen	Nr. 5 D6 – 8 Pastillen	Nr. 7 D6 – 6 Pastillen
Nr. 10 D6 – 6 Pastillen	Nr. 8 D6 – 5 Pastillen	Nr. 11 D12 – 7 Pastillen

Empfehlung zur Unterstützung von Galle und Leber

7:00–11:00 Uhr	12:00–15:00 Uhr	16:00–21:00 Uhr
Nr. 3 D12 – 9 Pastillen	Nr. 4 D6 – 5 Pastillen	Nr. 8 D6 – 9 Pastillen
Nr. 4 D6 – 5 Pastillen	Nr. 6 D6 – 5 Pastillen	Nr. 9 D6 – 5 Pastillen
Nr. 6 D6 – 5 Pastillen	Nr. 8 D6 – 8 Pastillen	Nr. 11 D12 – 5 Pastillen
Nr. 10 D6 – 9 Pastillen	Nr. 10 D6 – 9 Pastillen	Nr. 12 D6 – 9 Pastillen

Zusätzlich kann mit Artischockensaft unterstützt und auf gelbe Wildkräuter zurückgegriffen werden, wie z. B. Löwenzahn.

Empfehlung bei Allergien und Hautausschlägen

7:00–11:00 Uhr	12:00–15:00 Uhr	16:00–21:00 Uhr
Nr. 2 D6 – 9 Pastillen	Nr. 3 D12 – 7 Pastillen	
Nr. 3 D12 – 7 Pastillen	Nr. 4 D6 – 5 Pastillen	
Nr. 4 D6 – 5 Pastillen	Nr. 9 D6 – 5 Pastillen	
Nr. 10 D6 – 6 Pastillen	Nr. 11 D12 – 6 Pastillen	

Empfehlung bei Kopfschmerzen und Migräne

7:00–11:00 Uhr	12:00–15:00 Uhr	16:00–21:00 Uhr
Nr. 2 D6 – 5 Pastillen	Nr. 5 D12 – 6 Pastillen	Nr. 2 D6 – 5 Pastillen
Nr. 3 D12 – 7 Pastillen	Nr. 6 D6 – 5 Pastillen	Nr. 3 D12 – 6 Pastillen
Nr. 7 D6 – 6 Pastillen	Nr. 7 D6 – 7 Pastillen	Nr. 7 D6 – 7 Pastillen

Zusätzlich sind Nr. 10 und Nr. 11 über den Tag hinweg im Wechsel einzunehmen. Es sollte auf eine geregelte Verdauung geachtet werden.

Empfehlung bei Neuralgie oder Nervenschmerzen

7:00–11:00 Uhr	12:00–15:00 Uhr	16:00–21:00 Uhr
Nr. 3 D12 – 6 Pastillen	Nr. 3 D12 – 6 Pastillen	Nr. 3 D12 – 6 Pastillen
Nr. 5 D6 – 6 Pastillen	Nr. 7 D6 – 6 Pastillen	Nr. 9 D6 – 6 Pastillen
Nr. 10 D6 – 6 Pastillen	Nr. 11 D12 – 6 Pastillen	Nr. 12 D6 – 6 Pastillen

Empfehlung bei rheumatischen Beschwerden

7:00–11:00 Uhr	12:00–15:00 Uhr	16:00–21:00 Uhr
Nr. 1 D12 – 3 Pastillen	Nr. 3 D12 – 6 Pastillen	Nr. 3 D12 – 6 Pastillen
Nr. 3 D12 – 6 Pastillen	Nr. 6 D6 – 5 Pastillen	Nr. 6 D6 – 5 Pastillen
Nr. 6 D6 – 5 Pastillen	Nr. 8 D6 – 4 Pastillen	Nr. 9 D12 – 6 Pastillen
Nr. 8 D6 – 4 Pastillen	Nr. 10 D6 – 5 Pastillen	Nr. 11 D12 – 5 Pastillen
Nr. 11 D12 – 5 Pastillen		

Allgemein sei hier zusätzlich eine umfangreiche Entgiftung empfohlen.

Wirkung und Einnahme der Biomineralsalze

Empfehlung bei ständiger Müdigkeit und Antriebsschwäche

7:00–11:00 Uhr	12:00–15:00 Uhr	16:00–21:00 Uhr
Nr. 3 D12 – 6 Pastillen	Nr. 2. D6 – 5 Pastillen	Nr. 3 D12 – 6 Pastillen
Nr. 8 D6 – 4 Pastillen	Nr. 3 D12 – 6 Pastillen	Nr. 11 D12 – 4 Pastillen
Nr. 10 D6 – 6 Pastillen	Nr. 8 D6 – 3 Pastillen	

Diese Kur sollten Sie mindestens 1 Woche nach Abklingen der Symptome weiterführen.

Empfehlung zur Stärkung des Immunsystems

7:00–11:00 Uhr	12:00–15:00 Uhr	16:00–21:00 Uhr
Nr. 2 D6 - 2 Pastillen	Nr. 3 D12 – 5 Pastillen	Nr. 3 D12 – 4 Pastillen
Nr. 5 D6 – 6 Pastillen	Nr. 7 D6 – 5 Pastillen	Nr. 4 D6 – 5 Pastillen
Nr. 6 D6 – 3 Pastillen	Nr. 10 D6 – 6 Pastillen	Nr. 11 D12 – 5 Pastillen

Zusätzlich können Echinacea- und Ginseng-Präparate eingenommen werden.

Empfehlung zur Linderung von akuten und chronischen Blasenentzündungen

7:00–11:00 Uhr	12:00–15:00 Uhr	16:00–21:00 Uhr
Nr. 3 D12 – 9 Pastillen	Nr. 3 D12 – 6 Pastillen	Nr. 3 D12 – 6 Pastillen
Nr. 4 D6 – 4 Pastillen	Nr. 8 D6 – 3 Pastillen	Nr. 6 D6 – 4 Pastillen

7:00–11:00 Uhr	12:00–15:00 Uhr	16:00–21:00 Uhr
Nr. 10 D6 – 6 Pastillen	Nr. 9 D6 – 7 Pastillen	Nr. 11 D12 – 4 Pastillen
Nr. 12 D6 – 5 Pastillen	Nr. 10 D6 – 6 Pastillen	Nr. 12 D6 – 5 Pastillen

Zusätzlich Nr. 23 Natrium bicarbonicum D6 sowie Brennnessel- oder Goldrutentee anwenden. Insgesamt mindestens 3 l Wasser täglich trinken.

Empfehlungsbeispiel bei Lymphstau und schweren Beinen

7:00–11:00 Uhr	12:00–15:00 Uhr	16:00–21:00 Uhr
Nr. 3 D12 – 6 Pastillen	Nr. 4 D6 – 6 Pastillen	Nr. 2 D6 – 4 Pastillen
Nr. 10 D6 – 6 Pastillen	Nr. 8 D6 – 6 Pastillen	Nr. 7 D6 – 6 Pastillen
Nr. 11 D12 – 6 Pastillen	Nr. 9 D6 – 4 Pastillen	Nr. 11 D12 – 6 Pastillen

Bei Lymphstau und schweren Beinen sind auch die Salben hilfreich. Zusätzlich helfen können Anwendungen mit dem basischen Bad »Basenbad«.

Empfehlung gegen Venenschwäche

7:00–11:00 Uhr	12:00–15:00 Uhr	16:00–21:00 Uhr
Nr. 1 D12 – 6 Pastillen	Nr. 1 D6 – 7 Pastillen	Nr. 7 D6 – 6 Pastillen
Nr. 3 D12 – 6 Pastillen	Nr. 2 D6 – 6 Pastillen	Nr. 9 D6 – 9 Pastillen
Nr. 4 D6 – 6 Pastillen	Nr. 4 D6 – 6 Pastillen	Nr. 11 D12 – 6 Pastillen
Nr. 5 D6 – 7 Pastillen	Nr. 7 D6 – 9 Pastillen	Nr. 12 D6 – 6 Pastillen

Zusätzlich helfen Fußbäder und »Salzsocken« mit »Meine Base« Badesalz sowie Rosskastanienpräparate.

Empfehlung bei erhöhtem Blutdruck

7:00–11:00 Uhr	12:00–15:00 Uhr	16:00–21:00 Uhr
Nr. 1 D12 – 6 Pastillen	Nr. 2 D6 – 6 Pastillen	Nr. 3 D6 – 4 Pastillen
Nr. 3 D12 – 6 Pastillen	Nr. 4 D6 – 6 Pastillen	Nr. 7 D6 – 6 Pastillen
Nr. 4 D6 – 6 Pastillen	Nr. 7 D6 – 9 Pastillen	Nr. 11 D12 – 6 Pastillen
Nr. 7 D6 – 7 Pastillen	Nr. 9 D6 – 4 Pastillen	Nr. 12 D6 – 6 Pastillen

Die Natur bietet als pflanzliche Unterstützung Weißdorn an. Sie erhalten Präparate unterschiedlicher Hersteller in Reformhäusern und Apotheken.

Empfehlung zur Regulation der Verdauung bei Verstopfung

7:00–11:00 Uhr	12:00–15:00 Uhr	16:00–21:00 Uhr
Nr. 1 D12 – 6 Pastillen	Nr. 2 D6 – 6 Pastillen	Nr. 1 D12 – 6 Pastillen
Nr. 3 D12 – 6 Pastillen	Nr. 3 D12 – 6 Pastillen	Nr. 7 D6 – 6 Pastillen
Nr. 7 D6 – 6 Pastillen	Nr. 7 D6 – 9 Pastillen	Nr. 11 D12 – 6 Pastillen
Nr. 8 D6 – 7 Pastillen	Nr. 8 D6 – 4 Pastillen	Nr. 12 D6 – 6 Pastillen

Trinken Sie außerdem unbedingt mehr Wasser!

Empfehlung bei Durchfall und Darminfektionen

7:00–11:00 Uhr	12:00–15:00 Uhr	16:00–21:00 Uhr
Nr. 3 D12 – 6 Pastillen	Nr. 3 D12 – 6 Pastillen	Nr. 3 D12 – 6 Pastillen
Nr. 4 D6 – 6 Pastillen	Nr. 7 D6 – 9 Pastillen	Nr. 7 D6 – 8 Pastillen
Nr. 5 D6 – 6 Pastillen	Nr. 8 D6 – 4 Pastillen	Nr. 11 D12 – 4 Pastillen
Nr. 10 D6 – 7 Pastillen	Nr. 10 D6 – 7 Pastillen	Nr. 12 D6 – 6 Pastillen

Empfehlung zur Stärkung brüchiger Nägel und Haare

7:00–11:00 Uhr	12:00–15:00 Uhr	16:00–21:00 Uhr
Nr. 1 D12 – 5 Pastillen	Nr. 1 D12 – 5 Pastillen	Nr. 11 D12 – 5 Pastillen
Nr. 7 D6 – 7 Pastillen	Nr. 11 D12 – 6 Pastillen	

Zusätzlich kann die gleiche Menge Mineralien in etwas Wasser aufgelöst und die Nägel etwa 15 Min. darin gebadet werden. Für die Haare kann die Lösung einer handelsüblichen Haarpflege beigemischt werden. Das Ganze dann einige Zeit einwirken lassen.

Für die Haare ist auch eine Avocado-Kur gut. Das Fleisch einer Avocado pürieren und mit 2 TL Olivenöl vermischen, auftragen, Haare mit einer lockeren Duschhaube abdecken und etwa 20 Minuten einwirken lassen, anschließend ausspülen.

Empfehlung zur Stärkung von Zahnfleisch und der Zähne

7:00–11:00 Uhr	12:00–15:00 Uhr	16:00–21:00 Uhr
Nr. 1 D12 – 5 Pastillen	Nr. 3 D12 – 4 Pastillen	Nr. 6 D6 – 6 Pastillen
Nr. 2 D6 – 7 Pastillen	Nr. 5 D6 – 5 Pastillen	Nr. 7 D6 – 6 Pastillen
Nr. 3 D12 – 5 Pastillen	Nr. 7 D6 – 4 Pastillen	Nr. 11 D12 – 4 Pastillen
Nr. 12 D6 – 6 Pastillen		

Den Mund zusätzlich mit Mineralsalzlösung (Stein- oder Himalayasalz) spülen.

Empfehlung zur Regeneration nach erschöpfenden Lebensphasen

7:00–11:00 Uhr	12:00–15:00 Uhr	16:00–21:00 Uhr
Nr. 2 D6 – 6 Pastillen	Nr. 2 D6 – 6 Pastillen	Nr. 7 D6 – 6 Pastillen
Nr. 3 D12 – 6 Pastillen	Nr. 3 D12 – 6 Pastillen	Nr. 8 D6 – 4 Pastillen
Nr. 5 D6 – 4 Pastillen	Nr. 5 D6 – 4 Pastillen	Nr. 11 D6 – 5 Pastillen
Nr. 8 D6 – 4 Pastillen	Nr. 4 D6 – 4 Pastillen	

Empfehlung zur Bewältigung besonders stressiger Phasen

7:00–11:00 Uhr	12:00–15:00 Uhr	16:00–21:00 Uhr
Nr. 7 D6 – 9 Pastillen	Nr. 2 D6 – 6 Pastillen	Nr. 2 D6 – 6 Pastillen
Nr. 11 D12 – 7 Pastillen	Nr. 3 D12 – 7 Pastillen	Nr. 7 D6 – 6 Pastillen
Nr. 12 D6 – 6 Pastillen	Nr. 5 D6 – 8 Pastillen	Nr. 11 D12 – 4 Pastillen
Nr. 8 D6 – 6 Pastillen		

In dieser Zeit sollte auf eine Vitamin-B-reiche (B1–B12) Nahrung geachtet werden. Sanddorn (z.B. als Saft aus dem Reformhaus) enthält beispielsweise alle Vitamin-B-Komponenten.

Empfehlung während nervlicher Überanstrengung

7:00–11:00 Uhr	12:00–15:00 Uhr	16:00–21:00 Uhr
Nr. 2 D6 – 9 Pastillen	Nr. 2 D6 – 6 Pastillen	Nr. 2 D6 – 6 Pastillen
Nr. 3 D12 – 7 Pastillen	Nr. 6 D12 – 7 Pastillen	Nr. 7 D6 – 6 Pastillen
Nr. 5 D6 – 6 Pastillen	Nr. 7 D6 – 8 Pastillen	Nr. 9 D6 – 4 Pastillen
Nr. 8 D6 – 6 Pastillen	Nr. 11 D6 – 6 Pastillen	Nr. 11 D12 – 4 Pastillen

Auch hier bitte auf die ausreichende Zufuhr von Vitamin B achten.

Biochemie in Nahrungsmitteln und Heilpflanzen

Als Produkte der Natur sind die Mineralsalze auch in unseren Nahrungsmitteln und Heilpflanzen enthalten. Die üblichen Darreichungsformen, etwa als Tabletten, basieren auf Milchzucker, doch hat die Erfahrung gezeigt, dass manche Menschen Milchzucker nicht gut vertragen. Hier ist eine ausgewogene Ernährung, die dem bestehenden Mangel entgegenwirkt, oder eine gezielte Unterstützung der Therapie durch Heilpflanzen sehr hilfreich.

Biochemische Funktionssalze sind natürlicherweise in der Nahrung vorhanden. Im Folgenden finden Sie eine Liste bekannter Lebensmittel und der darin enthaltenen Salze, sowie nahezu überall vorkommende Wildpflanzen, mit denen der Mineralstoffhaushalt zusätzlich unterstützt werden kann.

Wählen Sie gezielt Nahrungsmittel aus der Liste, die ihren Bedarf decken, und bereiten Sie sie als Tees, Tinkturen oder Salat zu. Achten sie auf die Angaben in der jeweiligen Spalte.

Salze\Nahrungsmittel	CALC. FLUOR. Nr. 1	CALC. PHOS. Nr. 2	FER. PHOS. Nr. 3	KAL. CL. Nr. 4	KAL. PHOS. Nr. 5	KAL. SULF. Nr. 6	MAG. PHOS. Nr. 7	NA. CL. Nr. 8	NAT. PHOS. Nr. 9	NAT. SULF. Nr. 10	SILI-CEA Nr. 11	CALC. SULF. Nr. 12
Äpfel				■	■				■	■		
Blumenkohl						■				■		
Bohnen			■	■			■					
Brombeeren			■			■						
Brunnenkresse				■	■							
Buchweizen			■				■					
Datteln			■		■							
Erbsen		■	■				■					
Erdbeeren			■			■		■				■
Feigen					■	■	■		■	■	■	
Gerste					■			■			■	■
Grapefruit						■	■			■	■	
Gurken									■		■	
Hafer		■			■					■		■

Wirkung und Einnahme der Biomineralsalze   143

Salze / Nahrungsmittel	CALC. FLUOR. Nr. 1	CALC. PHOS. Nr. 2	FER. PHOS. Nr. 3	KAL. CL. Nr. 4	KAL. PHOS. Nr. 5	KAL. SULF. Nr. 6	MAG. PHOS. Nr. 7	NA CL. Nr. 8	NAT. PHOS. Nr. 9	NAT. SULF. Nr. 10	SILI-CEA Nr. 11	CALC. SULF. Nr. 12
Himbeeren		■										
Hirse											■	
Johannisbeeren, schwarze		■										
Karotten								■	■	■		
Kartoffeln, ungeschält						■				■		
Kastanien							■					
Kleie			■									■
Knoblauch	■											
Kohl			■	■		■		■	■		■	■
Kokosnuss							■	■				
Kopfsalat	■		■									
Kresse	■				■							

Salze / Nahrungsmittel	CALC. FLUOR. Nr. 1	CALC. PHOS. Nr. 2	FER. PHOS. Nr. 3	KAL. CL. Nr. 4	KAL. PHOS. Nr. 5	KAL. SULF. Nr. 6	MAG. PHOS. Nr. 7	NA. CL. Nr. 8	NAT. PHOS. Nr. 9	NAT. SULF. Nr. 10	SILI- CEA Nr. 11	CALC. SULF. Nr. 12
Linsen	■	■	■				■					■
Löwenzahn					■	■					■	
Meerrettich						■						
Nüsse			■	■	■		■					■
Oliven					■							
Orangen						■				■		■
Pastinaken						■	■				■	
Petersilie						■						
Pflaumen			■				■					
Radieschen						■						
Rettich						■						
Rhabarber		■										■
Roggen		■					■	■	■	■		■
Rosinen												

Wirkung und Einnahme der Biomineralsalze   145

Salze / Nahrungsmittel	CALC. FLUOR. Nr. 1	CALC. PHOS. Nr. 2	FER. PHOS. Nr. 3	KAL. CL. Nr. 4	KAL. PHOS. Nr. 5	KAL. SULF. Nr. 6	MAG. PHOS. Nr. 7	NA CL. Nr. 8	NAT. PHOS. Nr. 9	NAT. SULF. Nr. 10	SILI- CEA Nr. 11	CALC. SULF. Nr. 12
Rote Bete												
Sellerie					■							
Sesamsamen		■										
Spargel			■	■							■	
Spinat	■	■	■	■		■			■	■	■	■
Sprossenkohl				■								
Tomaten						■						
Vollreis												
Weizen									■			
Weizenkleie			■				■					
Wurzelgemüse												
Ziegenmilch							■					
Zitronen				■		■						■
Zwiebeln										■		■

Pflanzenname	Teil der Pflanze, Ernte und Zubereitung	Mineralien Nr.	Verwendung
Stumpfblättriger Ampfer Rumex Oblufolium	Blätter, frischer Saft, getrockneter Wurzelstock (Okt. – Nov.)	3	bei Durchfall; bei allen Krankheiten, bei denen zur Unterstützung Ferrum phos. eingesetzt wird
Ackerschachtelhalm, Zinnkraut Equisetum arvense	ganze Pflanze als junger Spross, ohne Wurzel	1,2,3, 10,11	harntreibend; bei Steinleiden, Gicht, Vergesslichkeit; gut als Bad
Arzneibaldrian Valeriana officialis	frischer Wurzelstock, mit Wurzeln, Frucht, Blätter, sofort reinigen und an der Luft trocknen	2,5,7, 11	beruhigend, entkrampfend; bei Nervosität und Schlaflosigkeit
Augentrost Euphrasia officialis	ganze Pflanze, rasch trocknen (Juli – Okt.)	3,4,6	bei Augenentzündungen
Bachehrenpreis Veronica biccabunga	blühende Sprossspitzen, frische oder getrocknete Blätter, zu Beginn der Blütezeit	6,8,9, 11	hautreinigend; bei Hautgeschwüren
Gewöhnliches Barbarakraut Barbarea vulgaris	frische Blätter oder Samen im getrockneten Zustand verliert die Pflanze ihre Wirkung	8,9,11	harntreibend; bei Steinleiden, Gicht

Pflanzenname	Teil der Pflanze, Ernte und Zubereitung	Mineralien Nr.	Verwendung
Bärentraube, Immergrün Artostaphylos Ura Ursi	Blätter in Sonne und trockener Luft trocknen	3,4,9,10	harntreibend; bei Blasenentzündung; unterstützt die Nieren
Beinwell Symphytum off	Wurzelstock, frisch oder getrocknet, waschen, abkratzen, zerteilen, rasch trocknen, Frühling oder Herbst	1,3,9,11	bei Nierenentzündung, Hautgeschwüren, Verstauchung
Besenginster Cystisus scoparius	Blütenknospen, junge Zweige Trocknung bei schwacher Hitze	5,7	blutdrucksteigernd
Besenrauke Descurainia sophia	ganze Pflanze mit Ausnahme von Wurzel und Samen	3,6	beschleunigt die Wundheilung
große Bibernelle Pimpinella major	frische und getrocknete Wurzeln	3,4,9,11	fördert den Auswurf
große Brennessel Urtica diuica	Blätter der jungen Pflanze, Stock und Wurzel	2,3,6,8,10,11	blutreinigend, mineralzuführend
echte Brunnenkresse, Nasturtium officinale	ganze Pflanze, ohne Wurzel	3,4,6,8,11	mineralzuführend
Gemeiner Erdrauch, Fumaria officinale	blühende Pflanze (Mai – Sept.)	6,8,9,10	blutreinigend; fördert Leber und Galle

Pflanzenname	Teil der Pflanze, Ernte und Zubereitung	Mineralien Nr.	Verwendung
Esche Fraxinus Exelsior	Samen, junge Blätter, ohne Stiel trocknen, Ende Juni	1,3,9, 11	bei Gicht, Harnstoff, Steinleiden
Espe Populus tremula	Rinde, frische Blätter	3,4,10, 11	bei Blasenentzündung
Feldthymian Thymus serpullum	blühende Sprossenspitzen	3,4,7	schleimlösend; bei Bronchitis
Feldulme Ulmus minor	Rinde, Blätter	3,4,6, 8	bei Hautflechte, Durchfall
wilder Fenchel Foeniculum vulgare	frische Blätter, Früchte (Sep. – Okt.)	3,4,6, 7	zur Unterstützung aller Erkrankungen
Frauenmantel Alchemilla vulgaris	ganze Pflanze ohne Wurzel (Juni – Aug.)	1,3,6, 7,10	bei Diabetes Mellitus, Bindehautentzündung, Arteriosklerose
Gänseblümchen Bellis perennis	Blätter und Blüten	3,4,8, 9,11	bei Furunkeln, Bronchitis
Gänsefingerkraut Potentilla anserina	Blätter, Blüten, Wurzelstock	3,5,7	beruhigend, entkrampfend
Goldrute Solidargo virgaurea	blühende Sprossspitzen, ganze Pflanze	3,4,10	bei Blasenentzündung, Nierenreizung
kriechender Günsel Ajuga reptans	ganze Pflanze, ohne Wurzel	3,6,11	bei Durchfall, mineralzuführend

Pflanzenname	Teil der Pflanze, Ernte und Zubereitung	Mineralien Nr.	Verwendung
guter Heinrich Chenopodium bonus henricus	ganze Pflanze (Mai – Aug.)	2,7,8, 9,11	bei Abszess, Anämie, Verstopfung
Hängebirke Betula pentula	Blätter, Knospen, Rinde, Saft (Jun. – Sep.)	1,3,4, 9,10,11	cholesterinsenkend, bei Gicht, Rheuma, Steinleiden
Dorniger Hauhechel Onosis Spinosa	Blätter, Blüte, Wurzel, Wurzelstock	3,4,8, 9,10,11	bei Angina, Blasenentzündung
Huflattich Tussilargo farfara	Blätter, Blüten, Wurzeln, Saft Filtrat	3,4,7, 8	schleimlösend, bei Bronchitis
echte Kamille Matricaria chamomilla	Blütenköpfe	3,7	entkrampfend, schützt die Magenschleimhaut
Königsfarn Osmunda regalis	Blätter, Wurzelstock	2,3,4, 9	harntreibend
Königskerze Verbascum thapsus	Blätter, Blüten voll aufgeblüht	3,4,5, 7,8,11	blutreinigend, bei Hautjucken, Entzündungen
Kornblume Centaurea cyanus	ganze Pflanze, Blüten (Jun. – Aug.)	3,4,6, 8,9	bei Ödemen, Rheuma; harntreibend
gewöhnliches Kreuzkraut (Greiskraut) Senecio vulgaris	ganze Pflanze, kurz vor dem Aufblühen Blätter, Saft, ganzjährig	3,4,7, 9,11	kreislaufstärkend; bei Nervosität, Durchfall
echtes Labkraut (Herrgottsstroh) Galium verum	blüh. Sprossspitzen nur einige Wochen aufbewahren	6,7,9, 10	galletreibend, harntreibend, krampflösend

Pflanzenname	Teil der Pflanze, Ernte und Zubereitung	Mineralien Nr.	Verwendung
Liebstöckel (Maggikraut) levisticum officinale	Wurzeln (Frühjahr), Früchte, Blätter (Sep.)	2,6,7, 8,9	bei Migräne; unterstützt die Leber; harntreibend
Löwenzahn Taraxacum officinale	Wurzelstock, Blätter (Frühjahr), Saft (Herbst)	6,9,10, 11	bei Gicht; entgiftend, galletreibend
Echtes Lungenkraut Pulmonaria officinale	blühende Sprossspitzen, Rosettenblätter, Ende des Sommers	3,4,7, 11	fördert den Auswurf; harntreibend; bei Durchfall, Herzklopfen
wilde Malve Malva silvestris	Blätter, Wurzeln, Blüten (werden nach dem Trocknen blau)	1,3,4, 6,7,11	zur Unterstützung bei allen Erkrankungen, besonders bei Asthma bronchiale, Bronchitis; baut die Schleimhaut auf; bei Nervosität
Melisse (Zitronenmelisse) Melissa officinale	beblätterte Triebe, Blätter	2,6,7	bei Anämie, Schwindel
Mistel Viscum album	junge Blätter	2,7	reguliert den Blutdruck; krampflösend; bei Arteriosklerose
wilde Möhre Daucus carota	Wurzel (Spätsommer), frische Blätter, reife Früchte	6,7,8, 10	mineralzuführend; bei Blähungen, Juckreiz, Koliken

Pflanzenname	Teil der Pflanze, Ernte und Zubereitung	Mineralien Nr.	Verwendung
gemeine Nachtkerze Oenothera biennis	Wurzel, Blätter	6,7,8	blutreinigend, krampflösend
gemeiner Odermennig Agrimonia eupatoria	blühende Sprossenspitzen, Blätter (Jun. – Aug.)	3,4,6, 10	entzündungshemmend
Pestwurz Pestasites hybridus	Blätter, Blüten, Wurzelstock	3,6,10	bei Gallenblasenreiz; unterstützt die Magenschleimhaut
Pfefferminze Mentha	Blätter, blühende Triebe (Juli – Okt.)	6,7,9, 10	bei Koliken, Magenverstimmung, Verdauungsstörungen
Quecke Agropyron repens	Saft der ganzen Pflanze, Wurzelstock (Apr. – Mai, Sep. – Okt.) nicht zu lange aufbewahren	3,4,10, 11	bei Blasenentzündungen, Steinleiden; unterstützt die Nieren
Rainfarn Tanacedum vulgare	blühende Sprossspitzen und Samen	3,7,10	Wurmmittel
Rainkohl Lapsana communis	Blätter, Milchsaft	2,6,10	bei Diabetes Mellitus; unterstützt die Leber

Pflanzenname	Teil der Pflanze, Ernte und Zubereitung	Mineralien Nr.	Verwendung
Ruprechtskraut (stinkender Storchschnabel) Geranium robertianum	Pflanze ohne Wurzel	3,4,10	bei Diabetes Mellitus; krampflösend
Salbei Salvia officinale	Blätter vor der Blüte, blühende Sprossenspitzen	3,5,7, 9,10,11	bei Asthma, Halsentzündung, Nachtschweiß, gereizten Schleimhäuten
Schafgarbe Achillae millefolium	blühende Sprossspitzen, Blätter, Früchtchen (Juni – Sep.)	4,6,7, 9	bei Juckreiz; blutreinigend
Schlüsselblume Primula veris	Blüten mit Kelch, Blätter, Wurzelstock (Winter)	1,2,3, 4,7,11	fiebersenkend, harntreibend; bei Koliken
Schöllkraut Chelidonium majes	Blätter, Wurzelstock, Wurzeln	2,6,7, 9,10	krampflösend, galletreibend
Silberweide (Trauerweide) Salix alba	Rinde, Blätter, Kätzchen	2,3,7	beruhigend, krampflösend, antirheumatisch, fiebersenkend
Rundblättriger Sonnentau Drosera rotundifolia	oberirdische Teile der frischen oder getrockneten Pflanze	3,4,5, 7	fiebersenkend, hustenlindernd, krampflösend

Pflanzenname	Teil der Pflanze, Ernte und Zubereitung	Mineralien Nr.	Verwendung
Sumpfvergissmeinnicht Myosotis, palustris	blühende Sprossenspitzen	3,4,5	entzündungshemmend
weiße Taubnessel Lamium album	Blüten, blühende Sprossenspitzen, Blätter	3,4,6,8	entzündungshemmend, blutreinigend
Tausendgüldenkraut Centaurium erythraea Rafn	blühende Pflanze	3,6,7,10	bei Durchfall, Magenverstimmung; galletreibend, blutreinigend
Tüpfelfarn Polypodium vulgare	getrockneter Wurzelstock	3,6,10	auswurffördernd, wurm- und galletreibend
Tüpfeljohanniskraut Hypericum perforatum	Blätter, blühende Sprossspitzen	2,7,11	entkrampfend, beruhigend
Vogelknöterich Poligonum aviculare	ganze Pflanze, frischer Saft	6,9,10,11	bei Gicht, Steinleiden, Diabetes Mellitus
Vogelmiere Stellaria media	frische oder getrocknete Pflanze, frischer Saft	2,3,6,8	mineralzuführend, harntreibend; bei Anämie, Juckreiz
Waldehrenpreis Veronica officinale	Blätter, blühende Sprossspitzen	3,4,6,10	zur Entgiftung (Leber, Niere); bei Bronchitis
Wegerich-Arten Plantago major	ganze Pflanze, frischer Saft	3,4,6,7,8	bei Bronchitis; blutreinigend, harntreibend

Pflanzenname	Teil der Pflanze, Ernte und Zubereitung	Mineralien Nr.	Verwendung
Wegwarte Cichorium intybus	Blätter vor der Blüte	3,5,6, 8,10	harntreibend, galletreibend; bei Diabetes Mellitus
Wermut Artemisa absinthium	junge Blätter, blühende Sprossspitzen	6,7,10	magenwirksam
Winterlinde Tilia cordata	junge Blütenstände, Rinde, Saft, Holz	2,3,5, 6,11	fiebersenkend, schweißtreibend
Ziest-Arten Stachys sylvatica	blühende Sprossspitzen	4,7,11	bei Krämpfen; in den Wechseljahren

Weitere Hinweise zur Ernährung und zu Nahrungsmitteln

Leider kann Ihnen auch dieses Buch nicht ersparen, etwas in ihrem Leben zu verändern – nachhaltig zu verändern! – und zwar im Wesentlichen folgende Bereiche:
1. Ernährungsgewohnheiten ändern.
2. Viel Wasser trinken.
3. Mehr Bewegung!
Und Punkt 1 bis 3 konsequent durchhalten!

Wasser – unerlässlich beim Abnehmen

Spülen Sie Ihre Toilette immer nur mit einer reduzierten Menge Wasser, gleichgültig was darin ist? Spülen Sie Ihr WC ausschließlich mit Kaffee oder Tee? Oder putzen Sie Ihre Fenster mit Apfelsaft? Sollten Sie zu den Menschen gehören, die sich zum Trinken zwingen müssen und deshalb weniger als 35 ml/kg Körpergewicht am Tag trinken, dann gehen Sie mit Ihrem Körper genau so um. Der Körper ist ein riesiges Chemiewerk mit unterschiedlichsten Abteilungen. Um die Abfallprodukte herausschaffen zu können, benötigt er Wasser, ähnlich wie Ihre Toilette. Wenn nicht ausreichend gespült wird, entstehen Rückstände, üble Gerüche und Verkalkung.

In meiner Praxis stelle ich täglich fest, dass chronisch zu wenig Wasser getrunken wird. Es gibt ein Buch mit dem Titel »Sie sind nicht krank, sie sind durstig«. Das trifft den Nagel auf den Kopf.

Gerade bei Menschen mit Verdauungs- und/oder Gewichtsproblemen höre ich immer wieder: »Ich schaffe kaum einen Liter Wasser am Tag.« Allerdings sind sie stolz, wenn sie berichten können, dass sie z. B. 1 Liter Tee oder gar Kaffee zusätzlich trinken.

Kaffee hat die Eigenschaft, das Wasser des Körpers zu binden. Deshalb bekommen Sie in südlichen Ländern und inzwischen auch bei uns in guten Lokalen ein Glas Wasser zum Kaffee. Die Menge an Kaffee, die Sie zu sich nehmen, ist zusätzlich in Form von Wasser zu trinken, damit das durch den Kaffee entstehende Flüssigkeitsdefizit wieder ausgeglichen wird.

Die Menge *Wasser*, ganz einfaches stilles Wasser – nicht Tee, Säfte oder Saftschorlen und erst recht nicht Kaffee –, die ein Mensch braucht um gesund zu bleiben, ist vom Gewicht abhängig. Als Faustregel können Sie sich groß auf einen Zettel schreiben und an einen Ort hängen an dem Sie häufig vorbeikommen:

35 ml pro kg Körpergewicht

Das bedeutet eine 63 kg schwere Frau sollte 63 x 35 ml = 2,2 l Wasser täglich trinken, um dem Körper genug »Spülflüssigkeit« zu liefern.

Allein durch diese Menge an Wasser können eine Vielzahl von Zipperlein und Symptomen, z.B. Schwindel, Leistungsschwäche, Verspannungen, morgendliche Antriebsschwäche verschwinden – die Liste wäre endlos weiterzuführen. Vor allem beeinflusst die getrunkene Wassermenge das Gewicht. Mit Nr. 8 Natrium chloratum D6 können Sie den Spüleffekt des Wassers noch unterstützen.

Wenn der Magen knurrt, sind Sie nicht hungrig, sondern durstig. Trinken Sie einfach stilles Wasser, und Sie werden sehen, dass sich Ihr Wohlbefinden steigert.

Warum stilles Wasser?

Das Thema »übersäuerter Organismus« ist in aller Munde. Wenn Sie kohlensäurehaltiges Wasser trinken, führen Sie Ihrem Körper zwar Wasser zu, aber auch ein unnötiges Maß an zusätzlicher Säure, die Sie dann später durch Ernährungsumstellungen wieder aus dem Körper entfernen müssen. Nehmen Sie lieber gleich stilles Wasser, dann ersparen Sie sich das.

Glykämischer Index

Der glykämische Index (GI) hat sich weltweit als verlässliche Einstufung der Kohlenhydrate in Bezug auf den Blutzuckeranstieg in der Blutbahn nach der Nahrungsaufnahme bewährt.

Aus dem Kohlenstoff der Luft (Kohlendioxyd) bilden Pflanzen in ihrem Blattgrün (Chlorophyll) mit Hilfe von Sonnenenergie und Wasser Zuckerbausteine, die Kohlenhydrate. Entsprechend der Anzahl der Grundbausteine unterscheidet man Einfach-, Mehrfach- und Vielfachzucker. Nur der Einfachzucker (Glucose) kann vom Stoffwechsel für die Energiegewinnung (Glykolyse) verbrannt werden. Aus dem Darm können nur Einfachzucker (Glucose, Fructose und Galactose) aufgenommen werden. Langkettige (Mehrfach- und Vielfachzucker) Zucker in Stärke und Fasern müssen erst durch die Verdauungsenzyme in Mund, Bauchspeicheldrüse und Darm in einzelne Glucosebausteine gespalten werden, während der so genannte Traubenzucker sofort in die Blutbahn aufgenommen wird und zum raschen Anstieg des Blutzuckerspiegels führt. Unser Stoffwechsel ist durch langkettige Kohlenhydrate auf einen langsamen Anstieg des Insulinspiegels eingerichtet. Der frühe Mensch war als Jäger und Sammler vorwiegend auf Nahrungsmittel mit niedrigem GI eingestellt. Der Einsatz von Einfachzucker hat sich sein

Beginn des 20. Jahrhunderts verhundertfacht. Während Einfachzucker hungrig und dick machen, wird man durch Vielfachzucker satt und schlank.

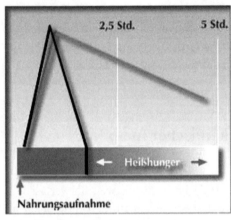

Hohe glykämische Last
Kohlenhydrate mit hoher glykämischer Last führen zu raschem Blutzuckeranstieg, hoher Insulinausschüttung mit folgendem Heißhunger wegen raschem »Unterzucker« (Hypoglykämie).

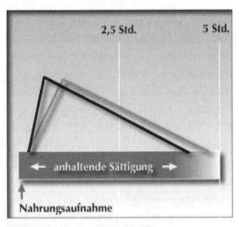

Niedrige glykämische Last
Unser Stoffwechsel ist neben der Verwertung von Eiweiß und Fett auf Kohlenhydrate mit niedriger glykämischer Last programmiert. Dabei wird wenig Insulin ausgeschüttet, die Sättigung hält lange an.

Glykämische Last

Schon vor mehr als 30 Jahren bewertete Dr. David Jenkins von der Universität Toronto Lebensmittel nicht mehr nach Kalorien, sondern nach dem glykämischen Index (GI). Der glykämische Index ist an der Aufnahme von Traubenzucker ausgerichtet. Er beschreibt die Geschwindigkeit des Blutzuckeranstiegs, nachdem das entsprechende Nahrungsmittel aufgenommen wurde. Lässt ein Nahrungsmittel den Blutzuckerwert schnell und hoch ansteigen, lockt es viel Insulin. Der Wert für Traubenzucker liegt bei 100, für Fructose bei 2. Unsere »Hauptschlankmacher« sind langkettige Kohlenhydrate in Salat, Gemüse, Obst und einige Vollkornprodukte. Sie lassen den Insulinspiegel langsam ansteigen; das Sättigungsgefühl hält länger an.

Erstaunlich ist, dass so gesunde Lebensmittel wie Melonen und Karotten einen sehr hohen GI aufwiesen und daher auf der Liste der »verbotenen« Lebensmittel stehen.

Die Forschung ging jedoch weiter, und es stellte sich heraus, dass auch das Verhältnis von Blutzuckeranstieg und Kohlenhydratanteil eine wichtige Rolle spielt. Eine sinnvollere Einteilung stellt daher die glykämische Last (GL) dar. Bei der glykämischen Last wird der GI durch den Kohlenhydratanteil der Nahrung geteilt. Je weniger Kohlenhydratanteil ein Lebensmittel hat, desto niedriger ist die glykämische Last. So hat die GL einer Karotte nur den Wert 4, da der Anteil von Kohlenhydraten nur etwa 2 Prozent beträgt. Der glykämische Index von 85 kommt also erst zum tragen, wenn Sie 5 kg Karotten essen. In einer Liste im Anhang, Seite 190, finden Sie einige exemplarisch ausgewählte Nahrungsmittel mit den Werten von GI und GL.

Bei der Wahl ihrer Lebensmittel während der Phase der Stoffwechselumstellung sollten Sie auf Nahrungsmittel zurückgreifen, deren glykämische Last unter 10 ist. Später, wenn Sie ihr Ziel erreicht haben, können es Nahrungsmittel sein, deren glykämische Last unter 20 liegt. Wenn Sie sich nach dem glykämischen Index richten, sollten Nahrungsmittel mit einem Wert unter 55 ausgewählt werden.

Glykämischer Index	Glykämische Last	
niedriger GI < 55	niedrige GL	< 10
mittlerer GI 56–69	mittlere GL	11–19
hoher GI > 70	hohe GL	> 19

Süß ja – Kalorien, nein danke

Sind Nahrungsmittel durch Süßstoff zuckerreduziert, werden sie als »Light« bezeichnet. Süßstoffe haben zwar keine Kalorien, sie süßen die Nahrung aber dennoch. Das Süßen der Nahrung ist eine Angewohnheit wie Rauchen und zum Essen trinken. Für Süßstoffe kennen wir zwei große Verwendungsbereiche. Zum einen werden sie von Diabetikern und Diätwilligen zum Süßen verwendet, zum anderen nutzt sie die Industrie in vielen Produkten als Zuckerersatz. Man findet sie z.B. in Erfrischungsgetränken mit der Aufschrift »Light«, in zuckerfreien Kaugummis und Bonbons, Desserts, Speiseeis, Konservierungsstoffen und Soßen. In Säuglings- und Kleinkindnahrung sind diese Zusätze gesetzlich verboten.

Es gibt mehrere Stoffe, die als Süßstoff verwendet werden. Saccharin ist die am längsten verwendete Substanz. Sie wurde bereits 1879 entdeckt. Saccharin wurde als Zuckerersatz der armen Leute angesehen. In den 30ern kam dann Cyclamat hinzu. Das blieben für lange Zeit die einzigen Süßstoffe. Sie schmeckten allerdings immer leicht bitter. Zu viel davon konnte die Speise ungenießbar machen, denn sie süßen 30- bis 2500-mal stärker als Zucker. In den 60ern kamen dann, als zuckerähnlichere Stoffe Aspartam und Acesulfam K dazu. In den 90ern entwickelte die Industrie noch Thaumatin und Neohesperidin. Diese beiden Stoffe sind die einzigen, die aus Pflanzen gewonnen werden. Aspartam und Acesulfam K süßen nicht nur, sie wirken auch als Geschmacksverstärker, z.b. für Frucht- und Zitrusaromen. Die Süßstoffe Thaumatin und Aspartam lassen sich mit Hilfe gentechnischer Verfahren herstellen. Nach den EU-Richtlinien müssen diese Inhaltsstoffe besonders gekennzeichnet sein.

Die Weltgesundheitsorganisation (WHO) hat für viele Stoffe Höchstwerte der Tagesmengen festgelegt, so genannte ADI-Werte (ADI = acceptable daily intake). Die Mengen werden in Bezug auf das Körpergewicht angegeben. Der für Cyclamat angegebene Wert wird übrigens von Kindern im Sommer durch den Genuss entsprechender Limonaden sehr leicht erreicht.

Jogurts, die mit »Säuerungsmitteln« gekennzeichnet sind, enthalten z.B. Acesulfam K und Aspartam. Die Zusatzstoffe sind in so genannten E-Nummern verklausuliert.

Hier die E - Nummern der Süßstoffe auf einen Blick:

Acesulfam K	E 950	**Aspartam**	E 951
Cyclamat	E 952	**Saccharin**	E 954
Thaumatin	E 957	**Neohesperidin**	E 959

Light-Produkte helfen nicht beim Abnehmen

Süßstoffe schaden aufgrund der geringen Mengen meist nicht der Gesundheit. Einzig für Diabetiker sind sie ein hilfreicher Ersatz für den Haushaltszucker. Jedoch wird ebenso wie bei »Low-Fat«-Produkten dem Verbraucher vorgegaukelt, er könne so weitermachen wie bisher. Er brauche an seinen Ernährungsgewohnheiten nichts umzustellen. Aber so klappt das leider nicht. Übergewichtige und Betroffene des metabolischen Syndroms kommen nicht umhin, ihre Lebensgewohnheiten zu überdenken und dauerhaft zu verändern.

Studien belegen, dass durch Light-Produkte kaum jemand abnimmt. Da der Konsument weiß, dass Light-Produkte weniger Kalorien haben, verleiten sie dazu, ein wenig mehr zu essen. Es nutzt der Figur und der Gesundheit nichts, den Kaffee mit Süßstoff einzunehmen und dazu die mit Kalorien prall gefüllte Buttercremetorte zu essen.

»Diät«-Präparate waren unlängst ein Thema für Ökotest und Stiftung Warentest. Dabei stellte sich heraus, dass z.B. Streichfett (Butterersatz) durch die industrielle Verarbeitung zwar cholesterinbildende Stoffe entzogen bekam, jedoch, um in Form zu bleiben und nicht vom Brot zu fließen, mit Härtungsmitteln und Füllstoffen versetzt wurde. Die Kalorienzahl und der Fettanteil sind zwar reduziert, jedoch sind die Ersatzstoffe nicht unbedingt das kleinere Übel. Sie erhöhen den Kohlenhydratanteil. Zudem sind diese Nahrungsmittel normalerweise auch teurer als naturbelassene Produkte.

Wenn es Ihnen gelingt, Ihre Ess- und Trinkgewohnheiten dahin gehend zu verändern, dass Sie im ersten Schritt z.B. das im Restaurant zusätzlich angebotene Brot weglassen und obendrein den Teller nicht ganz leer essen, haben Sie schon einen wichtigen Schritt in Richtung Gesundheit unternommen. Im zweiten Schritt essen Sie langsam und nur noch zwei Drittel der sonst üblichen Menge. Sie werden sehen, dass Sie allein mit diesen Maßnahmen und den 19 Punkten zur bewussten Ernährung (siehe Seite 166) schon sehr viel für sich erreichen werden. Eine weitere Hilfe kann es sein, das eigene Süßempfinden zu überprüfen. Wer sich an den süßen Geschmack gewöhnt hat, mag nichts, was weniger süß schmeckt. Doch es muss nicht alles so süß sein, wie die Industrie es uns vorgibt, oder wir selbst es uns angewöhnt haben. Geben Sie konsequent einen viertel Löffel Zucker (oder was sie sonst zum Süßen verwenden) weniger in ihren Tee oder Kaffee. Nach etwa 4 Wochen reduzieren Sie die Menge weiter. Wenn Sie dann nach einem halben Jahr wieder so stark süßen wie früher, werden Sie es vermutlich gar nicht mehr mögen.

Ein Apfel am Tag ...

... hält den Doktor fern. Dieses Sprichwort kannte man schon zu Großmutters Zeiten. Auch in den heilkundlichen Schriften der Antike wird der Apfel als ein Allheilmittel gepriesen. Und das stimmt noch heute. Ob roh, gebacken oder gekocht – der Apfel sollte als Heil-, Schönheits- und Nahrungsmittel auf keiner Speisekarte fehlen.

Es wird vermutet, dass der Urapfel – der Holzapfel – (Pyrus malus, Malus sylvestris) aus dem Kaukasus stammt. Noch heute findet man ihn im Unterholz unserer Wälder zwischen Schlehen und Brombeeren. Seine Äste sind dornig, und im Herbst trägt er rote und gelbe Früchte, die unserem verwöhnten Gaumen allerdings nur noch gekocht schmecken.

Für unsere Vorfahren war er ein wichtiger Vitaminspender. Er wurde im Herbst gesammelt und zu Most, Essig, Mus oder Trockenobst verarbeitet. So konnte die vitaminarme Winterzeit gut überstanden werden.

Von den Römern wurden dann die Apfelpflanzen veredelt und in germanischen Gärten angebaut.

Schon in der Bibel spielt der Apfel eine wichtige Rolle. Eva verführte Adam zum Genuss eines Apfels, um Erkenntnis zu erlangen. In vielen Märchen – man denke an Schneewittchen –, Volksliedern und Mythen spielt der Apfel ebenfalls eine Hauptrolle. Im germanischen Mythos beispielsweise speist die Göttin Idun die Götter aus ihrem Geschlecht mit Äpfeln, damit diese ewige Jugend erlangen.

In vielen Kulturen ist der Apfel seit jeher ein Symbol der Fruchtbarkeit, Jugend und Lebenskraft. Der englischen Königin Elisabeth I. wurde von ihrem Leibarzt empfohlen, sie solle, wenn sie sich schwach fühle, an einem süßen Apfel riechen. Ein saurer Apfel hingegen wirke harntreibend und fiebersenkend.

Was bewirkt der Apfel im Organismus?

Wissenschaftler bestätigen das Sprichwort unserer Großmütter. Der Apfel hat einen enormen Einfluss auf den Organismus. Er hat einen hohen Gehalt an Mineralstoffen, Spurenelementen, Kohlenhydraten, Vitaminen, Ballaststoffen und Antioxidantien. Durch ein ausgewogenes Verhältnis dieser Inhaltsstoffe ist er Nahrungs- und Heilmittel gleichermaßen. Er regt den Stoffwechsel an und fördert die Verdauung; er entschlackt, entgiftet, wirkt blutbildend und heilt Wunden. Je nach Sorte enthalten Äpfel unterschiedlich hohe Konzentrationen an Vitamin C, das wichtig ist, um so genannte freie Radikale zu binden. Die Sorte Boskop steht in der Vitamin-C-Rangliste an erster Stelle; Ontario, Glockenapfel, Berlepsch und Klarapfel folgen dicht dahinter. Wenig Vitamin C enthalten die Sorten Jonagold, Gala, Gloster, Redfree, Priscilla, und Idared.

Grundsätzlich kann man davon ausgehen, dass Äpfel, die »blutleer« aussehen und nicht duften keinen großen gesundheitlichen Wert haben. Der reife Apfel hat eine kräftige Farbe, ist rund, fest, aromatisch und von knackigem Biss. Alte Apfelsorten werden heute wieder vermehrt angeboten. Sie sind robuster und weniger schädlingsanfällig. Zu bevorzugen sind Sorten wie Alkmene, Boskop, Renette, Cox Orange, Gravensteiner oder Goldparmäne.

Die höchste Konzentration an Vitalstoffen findet sich direkt unter der Schale. Daher ist es ratsam, unbehandelte Äpfel zu kaufen, die nicht geschält werden müssen. Denn beim Schälen gehen wichtige Vitalstoffe verloren.

Pektin, wichtig zur Darmreinigung

Der Apfel enthält eine hohe Konzentration an Pektin. Es bewirkt im Darm die Absorption von Giften, so dass sie nicht in die Blutbahn gelangen können. Die Apfelsäure regt Galle, Leber und Verdauung an und wirkt positiv auf die Blutfette. Ein Sprichwort der medizinischen Schule von Salerno (11.–13 Jahrhundert) heißt übersetzt: »Die Birne wirkt harntreibend, der Apfel abführend.« Hildegard von Bingen beschreibt den Apfel als hilfreich bei Migräne sowie Leber- und Milzbeschwerden. Weiterhin werden dem Apfel Heilkräfte bei Blasen- und Nierenleiden, Rheuma, Gicht, Diabetes und Fettleibigkeit zugesprochen.

Noch mehr Wissenswertes über den Apfel

- (Apfel-)Pektin, ob industriell hergestellt oder natürlich, kann gut zum Andicken von Soßen eingesetzt werden; es genügen ganz geringe Mengen.
- Äpfel sollten nie kalt gegessen werden. Zimmertemperatur ist optimal, sonst kann es zu Magenbeschwerden kommen.
- Lieber gründlich abreiben als abwaschen. Schadstoffe lassen sich so besser entfernen. Wer es besonders gründlich machen möchte, wäscht zuerst den Apfel und reibt ihn dann mit einem Tuch ab.
- Leicht angewärmter Apfelbrei ist sehr leicht verdaulich.

Äpfel können bei unterschiedlichen Störungen eingesetzt werden

- Bei Übergewicht kann man über mehrere Tage frisches Apfelkompott und dazu eine Scheibe Vollkornbrot essen.
- Ein Apfel am Morgen gegessen, regt die Körpersäfte und den Geist an und macht für den ganzen Tag munter.
- Hoher Blutdruck wird durch den Genuss eines Apfels am Tag günstig beeinflusst.

- Ein Apfel am morgen auf nüchternen Magen, ein Apfel vor dem Zubettgehen verbessert den Schlaf.
- Bei Magen-, Darmerkrankungen, Nierenentzündungen, Herz- und Gefäßerkrankungen und hohem Cholesterinspiegel hilft eine dreitägige Apfelkur in Verbindung mit den entsprechenden Schüßlersalzen. Bei Entzündungen ist Nr. 3 Ferrum phosphoricum einzusetzen, bei Schleimhautbelastungen die Nr. 4 Kalium chloratum. Apfelkur: mit einer Glasreibe werden über den Tag verteilt 1,5 kg rohe, unbehandelte und ungeschälte Äpfel ohne Kerngehäuse gerieben und gegessen.
- Apfelmolke hilft bei allgemeiner Schwäche, Appetitlosigkeit, Verstopfung, Fieber, Grippe und Lungenerkrankungen. Hierzu werden 1 l Apfelsaft, 1 l Milch, 3–5 EL Honig kurz bis knapp unter Siedepunkt erhitzt und durch ein feinmaschiges Leinentuch gefiltert. Zwischen den Mahlzeiten können 3–5 EL eingenommen werden.
- Zur Darmentgiftung kann einmal im Monat (am besten am Tag nach Vollmond) folgende Kur durchgeführt werden:
Zum Frühstück trinken Sie schluckweise 200 ml lauwarmen reinen Apfelsaft mit einer halben Zitrone und 1 TL Honig.
Als Zwischenmahlzeit essen Sie 2 rohe ungeschälte Äpfel.
Mittags trinken Sie in kleinen Schlucken 2 Tassen lauwarmen Apfelschalentee.
Nachmittags können Sie 4 ungeschälte rohe Äpfel essen.
Alle 2 Stunden trinken Sie zwischendurch schluckweise je ein Glas frischen Apfelsaft.
Abends gibt es einen Teller warmes Apfelmus.

19 Ernährungsregeln:
Auf Dauer gesund und schlank

Damit der Erfolg der Stoffwechselumstellung von Dauer ist, gebe ich Ihnen hier einige Hinweise, wie es weitergeht.

Finden Sie regelmäßig heraus, welche Mineralien Ihr Organismus gerade am meisten braucht. Als Ritual sollten Sie einen Tag in der Woche festlegen, an dem Sie nacheinander von jeder Sorte der 12 Biomineralien jeweils eine Pastille lutschen und die zur Seite stellen, die sich besonders leicht auflösen. Von diesen Mineralien nehmen Sie eine Woche lang täglich je 15 Pastillen.

Hier einige weitere Empfehlungen, die Ihnen helfen das Gewicht und den Stoffwechsel zu regulieren:

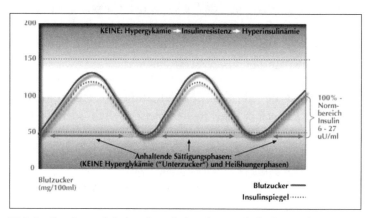

Richtige Ernährung behebt oder mindert das metabolische Syndrom in der Regel über die Normalisierung des Insulinspiegels, die Normalisierung des Hormonstoffwechsels mit langen Sättigungsphasen sowie einen gesund regulierenden Gesamtstoffwechsel.

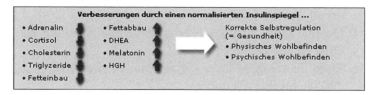

Und dies sind 19 Ernährungsregeln, mit denen Sie auf Dauer gesund und schlank werden und bleiben können:

1. Nehmen Sie nur 3 Mahlzeiten am Tag zu sich, damit die Bauchspeicheldrüse zur Ruhe kommt und der Insulinspiegel sich auf sein normales Niveau absenkt.
2. Die Mahlzeit sollte nicht weniger als 20 Minuten dauern, nehmen Sie sich also Zeit zum Essen. Kauen Sie die Nahrung richtig, dann braucht der Magen nicht die Arbeit der Zähne und des Mundes zu verrichten.
3. Die Einnahme der Mahlzeit sollte nach spätestens einer Stunde beendet sein. In dieser Zeit der Nahrungsaufnahme sind auch die Schüßlersalze einzunehmen.
4. Konzentrieren Sie sich auf das Essen. Kein Buch, keine Zeitung, kein Fernseher, da Sie sonst nicht bewusst essen und nicht ausreichend kauen.
5. Lassen Sie zwischen den Mahlzeiten 5 Stunden Pause, um die Bauchspeicheldrüse zu schonen.
6. Die letzte Mahlzeit sollte um 21 Uhr abgeschlossen sein.
7. Beginnen Sie jede Nahrungsaufnahme mit einem Eiweißanteil, z.B. etwas Käse, Jogurt, Fleisch, Fisch oder ein paar Nüssen. Das verhindert, dass der Insulinspiegel in die Höhe schießt. So ist der Zuckeranteil der Nahrung nicht zu schnell verbraucht, und Sie bleiben länger satt.
8. Immer nur *eine* Eiweißsorte pro Mahlzeit verwenden; zu jeder Mahlzeit eine andere Eiweißsorte wählen.
9. »Aber bitte mit Sahne!« Auch beim Genuss von Kuchen oder Eis sollten Sie zuerst ein wenig Sahne (als Eiweißanteil) und anschließend Eis oder Kuchen genießen.
10. Zum Essen nichts trinken, da sonst die Verdauungssäfte verdünnt werden.
11. Qualität statt Quantität. Achten Sie beim Einkauf auf gute Qualität. Mehr ist nicht besser.
12. Essen Sie wenig Milchprodukte – das ist natürlich besonders wichtig bei Allergikern.

13. Meiden Sie Gewürzmischungen. Sie sind häufig mit Geschmacksverstärkern versetzt, und einige Zusatzstoffe brauchen nicht deklariert zu werden.
14. Seien Sie kritisch im Umgang mit Alkohol. Er fördert den Hunger. Die Punkte, die Sie im ersten Kapitel als Ursachen der Gewichtszunahme finden – z.b. Frustessen, Essen um Stress abzubauen, Essen um »dazuzugehören« – können Sie auch im Hinblick auf den Alkoholkonsum prüfen. Sollten Sie Alkohol trinken wollen, nehmen Sie vorher ein wenig Eiweiß zu sich, z.b. Nüsse, Mandeln oder ein Stück Käse.
15. Verwenden Sie wenig Fette und Öle. In einer beschichteten Pfanne kommen Sie mit wenig Öl aus. Soßen kann man auch herstellen, indem man mit Wasser abgelöschten Bratensud verwendet. Wenn Sie auf Öl nicht verzichten wollen, dann verwenden Sie gute Öle (kaltgepresstes Olivenöl oder Rapsöl), da diese den höchsten Anteil an ungesättigten Fettsäuren enthalten. Rapsöl ist das hochwertigste Öl, für den Geschmack ist jedoch Olivenöl besser. Andere Öle sollte es in Ihrer Küche gar nicht geben.
16. Essen Sie nach jeder Mahlzeit ein Stück Obst, davon einmal am Tag einen Apfel.
17. Trinken Sie mindestens 35 ml/kg Körpergewicht stilles Wasser zwischen den Mahlzeiten.
18. Emotionale Verstimmungen werden durch Essen nicht besser. Gönnen Sie sich einen Spaziergang, oder etwas schöne Musik, das schlägt nicht auf die Hüften und hilft besser.
19. Und die letzte ist keine Ernährungs-, sondern eine Bewegungsregel: Beginnen Sie mit 10 bis 15 Minuten flottem Gehen pro Tag, und steigern Sie die Zeit langsam. Wenn Sie 45 Minuten stramm gehen können, dann können Sie auf eine andere Sportart umsteigen, z.B. Radfahren, Skaten oder Schwimmen. Damit sie dabei vorwiegend Fett verbrennen, können Sie Ihren Puls mit einem Pulsmesser kontrollieren und die Lactatschwelle beachten.

Den Erfolgreichen unterscheiden »nur« sein Wille und sein Durchhaltevermögen von dem weniger Erfolgreichen.

Mehr Schwung in den Tag

Leider ersetzt die Einnahme der Biomineralien nicht die Bewegung. Im Sinne Ihrer Gesundheit ist es förderlich, sich täglich etwa 45 Minuten stramm sportlich zu bewegen. Wer dem bisher nicht gefolgt ist und sich als untrainiert bezeichnet, empfehle ich zunächst mit den Übungen der »Fünf Tibeter« zu beginnen. Ein Buch oder eine Videokassette, welche die Übungen anleitet, ist in jedem gut sortierten Buchladen erhältlich. Die einfachen Übungen steigern – regelmäßig ausgeführt – das Wohlbefinden, regen den Stoffwechsel an, fördern die Beweglichkeit und die Funktion des gesamten Organismus. Die Übungen sind von Jung und Alt gleichermaßen durchführbar.

Wenn Sie diese Übung eine Weile morgens für 15 Minuten gemacht haben, können Sie eine zweite Übungseinheit am Abend einführen. So steigern Sie Ihre Fitness auf schonende Weise.

Wer mit Sportarten wie Laufen, Radfahren oder Skaten beginnen möchte, sollte dies vorsichtig tun. Wenn Sie gleich am ersten Tag auf maximale Leistung gehen, habe Sie am nächsten Tag Muskelkater und keine Lust mehr.

Steigern Sie ihre Leistung im 5-Minuten-Rhythmus, beispielsweise indem Sie am 1. bis 3. Tag je 5 Minuten laufen, am 4. bis 6. Tag je 10 Minuten. Wenn das gut und ohne Schwierigkeiten klappt, steigern Sie die Dauer weiter. Denken Sie immer daran, beim Sport genug zu Wasser trinken!

Den inneren Schweinehund kann man besser überwinden, wenn man sich mit jemand zum Sport verabredet. Das steigert das Durchhaltevermögen. Beim Abnehmen und auch beim

Sport gilt gleichermaßen: Setzen Sie sich *erreichbare* Ziele. Die Welt wurde auch nicht an einem Tag erschaffen. Selbst das hat 7 Tage in Anspruch genommen!

Rezepte

Mit den folgenden Rezeptideen möchte ich Sie einladen, einmal etwas anderes auszuprobieren. Sie finden hier einige kreative Vorschläge, die von begeisterten Teilnehmern meiner Stoffwechselumstellungs-Seminare ausprobiert wurden.

Die Mengenangaben gelten jeweils für eine Person. Wenn nicht anders angegeben, nehmen Sie jeweils 125 g Gemüse Ihrer Wahl (beachten Sie die glykämische Last!) und 125 g Eiweißanteil einer Sorte. Wenn von Brot die Rede ist, ist hier Roggenknäckebrot gemeint.

Pikante Knäckebrote

2 Scheiben Knäckebrot, 2 Champignons, 50 g Spinat, 50 g Mozzarella

Champignons waschen und vierteln. Spinat waschen und abtropfen lassen. Mozzarella in Scheiben schneiden. Champignons und Spinat in einer kleinen, beschichteten Pfanne ohne Öl kurz dünsten, und die Pfanne dann vom Herd ziehen. Das Gemüse pikant mit Salz, Pfeffer und Kräutern abschmecken. Den Backofen auf 150° (Umluft 140°) vorheizen. Gemüse auf den Broten verteilen, Mozzarella darüber legen und auf einem Rost in den Ofen schieben. Etwa 3 Minuten überbacken. Mit kleiner Salatgarnitur anrichten.

Knäcke-Bruschetta

1 Knäckebrot, Zwiebelwürfel (1 Teelöffel), 1 Tomate, frische Basilikumblätter, 10 g Mozzarella, Salz, Pfeffer, Balsamicoessig
Tomate mit der Zwiebel kurz in einer beschichteten Pfanne ohne Öl andünsten. Einen Schuss Balsamico, Basilikumblätter und Pfeffer unterrühren und 5 Minuten köcheln lassen. Brot halbieren, mit der Masse bestreichen, Mozzarella in Würfeln darübergeben und mit Basilikumblättern garnieren.

Belag mit Tofu
Abgewogene Menge Avocado und Tofu mit dem Mixstab cremig verrühren und würzig abschmecken. Auf Knäckebrot mit Salat anrichten, mit Olivenscheiben garnieren.

Käsebelag
Mozzarella mit Avocadoscheiben oder Avocadocreme und Gurkenscheiben, schwarzen oder grünen Oliven und vielen Kräutern auf Knäckebrotscheiben mit Salatblättern anrichten, eventuell mit Salz-Balsamico-Mischung übersprühen.

Belag aus Fisch
Thunfisch (in Wasser) mit dem Mixer pürieren und abschmecken. Knäckebrot mit Avocadoscheiben und/oder Salatblättern belegen und den Thunfisch darauf anrichten.

Fisch-Aufstrich
Forellenfilet (geräuchert) passt zu Avocadocreme; Lachs (geräuchert) passt zu Zwiebelringen, frischem Meerrettich und Salatblättern.
   Die empfohlene Menge Räucherfisch kleinrupfen, mit Dill oder anderen Kräutern würzen. Die Avocado schälen und zum Fisch geben, cremig rühren (evtl. unter Zuhilfenahmen des Pürierstabes), dazu Knäckebrot servieren.

Avocadocreme
½ Avocado und einige Tropfen Zitronensaft oder Balsamicoessig mit der Gabel zu einem Mus verrühren, nach Wahl mit Knoblauch, Cayennepfeffer oder Kräutern (Petersilie, Schnittlauch, Basilikum, Frühlingszwiebel) abschmecken.

Avocado-Eier-Aufstrich
2 weich gekochte Eier mit ½ Avocado cremig rühren, ruhig kräftig würzen.

Tomaten-Türmchen

1 große Tomate, 30 g Mozzarella, Basilikumblättchen, Salz, Pfeffer, Balsamico
Gewaschene Tomate in Scheiben schneiden, Mozzarella ebenfalls in Scheiben schneiden. Aus den Scheiben Türmchen bauen, Basilikum dazwischen legen. Balsamico mit etwas Wasser, Salz und Pfeffer mischen und über die Türmchen gießen. Auf Salatbett servieren.

Hüttenkäse, Quark oder Ricotta

Süß: mit einer Obstsorte mischen oder vorher ein Fruchtmus im Mixer pürieren.
Pikant: die abgewogene Menge Gemüse, z.B. Paprika, 1 TL Zwiebeln, Feld- oder Rucola-Salat, Stangensellerie, Radieschen fein zerkleinern und mit viel gehackten frischen Kräutern verfeinern. Mit Salz, Pfeffer, Knoblauch, Paprika oder Cayennepfeffer abschmecken.

Chicoreesalat mit Hüttenkäse oder Joghurt oder Magerquark

Chicoree der Länge nach halbieren und den bitteren Strunk entfernen, Hüttenkäse, Jogurt oder Magerquark würzen und über den Chicoree geben. Ganz Mutige können Obst, z.B. Kiwi, Birne, Erdbeere, Melone dazugeben. Nach Geschmack noch etwas grünen Pfeffer dazugeben.

Schaf-/Ziegenkäse

Käse mit einer Gabel zerkleinern oder mit der Reibe raspeln und zu einer dicken Creme verrühren, eventuell etwas Wasser hinzufügen. Zucchini und frische Paprika oder Aubergine pikant dünsten, dann sehr klein schneiden und mit dem Käse verrühren. Mit Cayennepfeffer oder Chilipulver scharf abschmecken.

Guacamole

½ reife Avocado mit der Gabel zerdrücken, mit Salz und Knoblauch würzen und gut vermischen, nach Belieben Tomatenwürfel dazugeben.

Feldsalat mit warmem Ziegenfrischkäse

Portion Feldsalat abwiegen, putzen und waschen, 1 TL Zwiebelwürfel zugeben, mit Balsamicoessig besprühen. Den Ziegenfrischkäse kurz im Backofen erwärmen und zum Feldsalat reichen.

Tortilla

Gemüse in der Pfanne anbraten, 2 Eier darübergeben und stocken lassen.

Gemüse mit Käse

Gegartes Gemüse mit Ziegen-/Schafkäse oder Mozzarella überbacken.

Eier in Senfsoße

Gekochte Eier in Viertel schneiden, mit gedünstetem Lauch servieren, der mit Senfpulver verrührt wurde. Mit Salz abschmecken.

Rührei oder Omelette

(Entweder als Rührei zubereiten oder als Omelette das Ei stocken lassen). Mit 2 EL Schnittlauchröllchen bestreuen.

1 TL Zwiebeln fettfrei andünsten. In Scheiben geschnittene Champignons dazugeben und etwa 1 Minute unter Rühren garen. Angegebene Menge Ei zu Rührei verquirlen, mit Salz, Pfeffer und Muskatnuss würzen. Auf das Gemüse geben.

Omelette mit Gemüse

Aus 2 Eiern ein leichtes Omelette bereiten (mit 1 bis 2 EL warmem Wasser gut aufrühren) dazu Gemüse, z.B. ein paar Spinatblätter als Dekoration bereits vor dem Wenden auf den noch flüssigen Teig rupfen. Evtl. mit ein paar Stangen Spargel füllen.

Chicoree mit Bohnen

Bohnen aus dem Glas oder aus der Dose mit Wasser abspülen oder getrocknete Bohnen über Nacht einweichen und in Salzwasser weich garen. Pürieren und pikant abschmecken – mit Pfeffer, Salz, Knoblauch, Kräutern. Auf mit Chicorée- oder Chinakohlblättern belegten Knäckebroten anrichten.

Gefüllter Kohlrabi

Einen Kohlrabi schälen und kochen, den Deckel abschneiden und so gut es geht aushöhlen. Hackfleisch anbraten und mit dem Fleisch des Kohlrabis vermischen, wieder in den Kohlrabi geben und im Backofen gratinieren.

Zucchini-Lasagne

Aus beliebigem Fleisch (am besten Lamm) Hackfleisch machen und mit einer halben Tomate anbraten. Zucchini in hauchdünne Scheiben schneiden und kurz blanchieren, mit Kräutersalz würzen auf einen Teller geben, das Hackfleisch-Gemisch drauflegen und noch mal mit Zucchini abdecken.

Gemüseeintopf

Aus einem beliebigen Fleisch Hackfleisch herstellen, würzen nach Belieben, z.B. mit Kräutersalz, und in Pfanne oder Topf gut anbraten. Gemüse nach Wunsch dazugeben, etwas Brühe oder Wasser angießen und mit dem Pürierstab vermixen. Dazu gibt es Knäckebrot.

Laubfrösche

Von einem Weißkohl die äußeren Blätter blanchieren. Sollte die Mittelrippe zu hart sein, entfernen. Aus einem beliebigen Fleisch eine Farce herstellen, nach Geschmack würzen. Fingerdicke Fleischröllchen formen und mit einem Kohlblatt umwickeln. In Pfanne oder Topf angehen lassen und mit Brühe ablöschen. Wenn von den 125 g Kohl noch etwas übrig ist, würzen Sie es und reichen es dazu. Dieses Gericht lässt sich auch gut einfrieren.

Lachs-Päckchen

Lachs waschen, falls nötig Gräten ziehen. Spinat oder Mangold in wenig Salzwasser garen. Alufolie ausbreiten, den Spinat hineingeben (wer will, mit Zwiebeln und Knoblauch mischen) und den gewürzten Lachs daraufsetzen. Im Backofen bei etwa 170° garen.

Scrambled Tofu

Tofu mit der Gabel in kleine Stücke drücken, mit etwas Ingwer, Pfeffer, Paprika und Salz würzen, ein bis 2 Knoblauchzehen und eventuell eine klein geschnittene Frühlingszwiebeln daruntermischen. In einer Pfanne krümelig braten, wer ein bisschen Soße dazu mag, einfach 1 bis 2 EL Wasser dazugeben.

Dazu gibt es einen schönen Salat und 1 bis 2 Scheiben Knäckebrot.

Brokkoli-Hühnberbrüstchen-Salat (kalt oder warm)

Das Hühner- oder Putenbrüstchen in ganz feine Scheiben schneiden und mit etwas edelsüßem Paprika bestreuen, in einer beschichteten Pfanne anbraten und blanchierten, Brokkoli dazugeben, mit Curry-Pulver, Salz und Pfeffer würzen.

Bohnensalat

85 g Bohnen, z. B. Azuki- oder Kidney-Bohnen, am Vorabend einweichen, dann in etwa 30 bis 45 Minuten weich kochen. Aus Senfmehl, Gewürzen, Balsamico und Wasser ein Dressing bereiten, mit klein geschnittenem Paprika oder einem anderen Gemüse vermischen.

Weiße Bohnen

85 g getrocknete Bohnen weich kochen und mit Frühlingszwiebeln, Salz, Pfeffer und Balsamicoessig abschmecken.

Deftiger Sprossen-Tofu-Salat

Zutaten für 2 Personen: 4 EL beliebige Sprossen keimen lassen, 1 fein gehackte Knoblauchzehe, 1 Karotte, 100g Sellerie, 1 Stange Lauch, Gemüsebrühe, frische Kräuter

Knoblauch anrösten, Karotte und Sellerie schälen und würfeln. Lauch in Scheiben schneiden. Alles zum Knoblauch geben und mit Gemüsebrühe ablöschen. 10 Minuten bei geringer Hitze köcheln lassen. Anschließend die Sprossen dazugeben und weitere 5 Minuten ziehen lassen. Mit Kräutern und Gewürzen abschmecken.

Bulgarische Kürbissuppe mit Schafskäse

Kürbisfleisch, rote Paprika, Zwiebel, Schafskäse
Zwiebel und Paprika in Würfel schneiden und gut andünsten, das in Würfel geschnittene Kürbisfleisch dazugeben und mit Gemüsebrühe aufgießen. Das Ganze 15 Minuten garen, dann die Hälfte herausnehmen. Die eine Hälfte pürieren, anschließend die andere Hälfte wieder dazugeben. Den in Würfel geschnittenen Käse vorsichtig unterheben und heiß servieren.

Kürbispfanne mit Hackfleisch
(Rinderhack oder Putenhack)

Kürbisfleisch, Tomate, Zwiebel, Knoblauch, Zucchini, Hackfleisch, Pfefferkörner, Oregano, Kräuterpfeffer, Paprika
Tomaten enthäuten und in Würfel schneiden, Zwiebel in Würfel schneiden, Zucchini würfeln. Zwiebel mit Knoblauch dünsten, anschließend das Hackfleisch dazugeben und gut anbraten. Nach und nach Zucchini, Kürbisfleisch und Tomaten daruntermischen und 15 Minuten leicht köcheln lassen. Mit den Gewürzen gut abschmecken.

Kürbispüree (etwas dünner auch als Suppe):

Kürbisfleisch, Zwiebel, Pastinake, Apfel, 1 l Gemüsebrühe, Gewürze: Ingwer, Piment, Curry, Salz, Pfeffer
Zwiebel, Pastinake und Apfel in kleine Stücke schneiden, etwas andünsten, das Kürbisfleisch dazugeben und bei mittlerer Hitze etwa 10 Minuten köcheln lassen. Anschließend pürieren und abschmecken. Geröstete Kürbiskerne darüber streuen, das verleiht der Suppe eine raffinierte Note.

Wussten Sie schon, dass …

- … man dem Kürbis nicht nur zur Halloween-Zeit Aufmerksamkeit schenken sollte? Der Kürbis ist ein gesunder Sattmacher: 100 g seines Fruchtfleisches haben nur 27 Kalorien. Er macht als Gemüsebeilage, gefüllt oder zu Suppe verarbeitet eine gute Figur. Dabei liefert er viele Nährstoffe wie Beta-Karotin, Vitamin A, Magnesium, Kalzium und Kalium. Vor allem das Beta-Karotin ist wichtiger Schutzstoff für die Zellen, da es antioxidative Eigenschaften besitzt und die Zellen vor freien Radikalen schützt. Aus den Kernen des Ölkürbis wird hochwertiges Öl gewonnen. Es enthält ernährungsphysiologisch wertvolle Fettsäuren, vor allem Linolsäure, eine lebenswichtige, zweifach ungesättigte Omega-6-Fettsäure. Außerdem liefern die Kürbiskerne hohe Mengen an Vitamin E, Vitamin A, B1, B2, B6, C und D, Mineralstoffe wie Phosphor, Kalium, Kalzium, Magnesium, Eisen, Kupfer, Mangan, Selen und Zink und nicht zu vergessen die Phytosterine.
- … wer viel mit Zitrusfrüchten umgeht, unter Umständen schnell einen Sonnenbrand bekommen kann? Denn die sauren Früchte enthalten so genannte Fuocomarine, welche die Lichtempfindlichkeit erhöhen
- … Artischocken immer extra verzehrt werden sollten? Denn obwohl sie nicht süß sind, verstärken sie die Süße anderer Lebensmittel. Verantwortlich dafür ist das so genannte Cynarin. Wenn dieser Stoff mit anderen Lebensmitteln vermischt wird, scheinen diese süßer zu sein als sie von Natur aus tatsächlich sind. Cynarin stimuliert die entsprechenden Rezeptoren auf der Zunge.

- ... Avocado eine gute Alternative zu Ei ist? Sowohl von der Konsistenz als auch vom Geschmack und Verarbeitungsverhalten her ist sie dem Ei sehr ähnlich. (Dies gilt nicht für schaumige Eierspeisen.)
- ... dass sich das Erscheinungsbild des Blutes eines Menschen, der Mikrowellennahrung zu sich genommen hat, im Dunkelfeldmikroskop für 10 Minuten wie das Blut eines schwer Leukämiekranken darstellt?

Mentalübung

Sie können Ihr Selbstbild »umprogrammieren«, z. B. mit Affirmationen oder Mentalübungen. Wenn Sie mit solchen Methoden arbeiten: Versuchen Sie nichts zu erzwingen, und üben Sie sich in Geduld!
Zunächst möchte ich Ihnen einige Beispiele zu Affirmationen geben. Sagen Sie sich den Satz, der Sie am meisten anspricht, etwa 30-mal hintereinander, auch wenn Sie ihn zunächst nicht glauben. Machen Sie einfach weiter.

    Ich bin beschützt.
    Ich liebe mich so, wie ich bin.
    Es geht mir jeden Tag besser und besser.
    Ich vertraue und lebe im Jetzt.

Die folgende Mentalübung hilft Ihnen dabei, ein Bild von sich zu erzeugen, dem der Körper folgen wird. Sprechen Sie diesen Text sehr langsam und ruhig, vielleicht mit etwas Musik im Hintergrund auf einen Tonträger, und hören Sie ihn 3 Wochen lang täglich an. Ihr Unbewusstes wird so ein Bild von Ihnen erhalten, dem es subtil folgen wird. Sie werden merken, dass es Ihnen mit jedem Anhören besser gelingt, sich und Ihren Körper anzunehmen. Probieren Sie es aus. Viel Erfolg!
Gönnen Sie sich jetzt ein bisschen Zeit, um aufzutanken. Denken Sie in Ruhe darüber nach. Möchten Sie schlank sein?

Sie haben die Versuche satt, denn Sie haben viel über gesunde Ernährung gelesen und gehört, dass es gut ist, viel Wasser zu trinken, frisches Obst und Gemüse zu essen und sich zu bewegen.
Das ist richtig und manchmal erscheint es trotzdem nicht so leicht, sich daran zu halten.
Deshalb möchte ich Ihnen jetzt etwas geben, das auch Ihre Gefühle integriert, Ihr Denken einbezieht und dafür sorgt, dass es auch Ihre Seele nährt – mit einer Nahrung, die sie aufnehmen kann und die sie wirklich braucht. Das ist wichtiger als Sie vielleicht denken. Denn zu allererst ist es wichtig, dass Sie es sich gut gehen lassen können, wirklich gut. Das ist die Vorbedingung, um wirklich so zu sein, wie es Ihnen entspricht.

Damit Sie den Text für Ihren Tonträger nur abzulesen brauchen, wechselt die Ansprache jetzt in das vertraute »du«.

Finde jetzt hier in diesem Raum eine angenehme und entspannte Haltung, in der du es dir wirklich gut gehen lassen kannst, eine Haltung, in der du angenehm und entspannt nachdenken und eine neue Einstellung zu dir selbst und deinem Körper entwickeln kannst.
Überprüfe noch einmal deine Haltung, die du jetzt eingenommen hast. Es ist eine Position, in der du dich in einem ganz neuen Licht sehen kannst.

Beantworte dir jetzt eine ganz einfache Frage.
Angenommen du ernährst dich gesund und gönnst dir genug Bewegung. Wie würdest du aussehen?
Ich spreche hier nicht von 20-jährigen ausgehungerten Fotomodellen, von Profis ausgeleuchtet und perfekt geschminkt, sondern davon, wie die Natur dich gewollt hat. Dein *eigenes* Ideal, das Ideal, das in dir steckt. Denn jede Zelle deines Körpers weiß, was in ihr steckt und was sie zu tun hat, jede Zelle folgt einem inneren Plan, einer inneren Weisheit, wenn du sie nur lässt.

Sieh also deinen idealen Körper, nicht das Ideal von Modemachern, sondern das Ideal der Natur, wie die Natur es gedacht hat.
Betrachte deinen Körper jetzt als ein Spiegelbild aus der Zukunft – so intensiv, dass du weißt: du kannst dich darauf zu bewegen.
Also nichts wie hin – in eine neue Richtung, Richtung Zukunft und Gesundheit.
Lass dir für dieses Bild jetzt genügend Zeit, um es wirklich plastisch werden zu lassen und achte auch auf Details ... von Kopf ... bis Fuß ... Arme und Beine ... die Hüften ... der Po ... der Bauch ... das Lächeln ... die Haltung ... die Augen ... der gesamte Ausdruck ... dein Blick ...
Mach es so deutlich, dass du es wie ein Foto vor dir siehst.

Und dann werden wir es so einrichten, dass es ganz von selbst auftaucht – als Orientierung und Erinnerung daran, was du wirklich willst. Aber vorher wirst du es noch um etwas ganz Wesentliches bereichern, etwas, das sogar noch viel wichtiger ist als Gewicht und Aussehen und gesundes Essen, Wassertrinken und ausreichend Bewegung.

Du hast die Fähigkeit in dir, dich schnell und gründlich zu öffnen, ganz tief in deine Seele einzutauchen. Denn du besitzt die Fähigkeit, die Kontrolle aufzugeben und dich gehen zu lassen ... lass dich gehen ... mehr brauchst du nicht, als diese Dinge geschehen zu lassen ... sie einfach aufzunehmen und die Verarbeitung und Umsetzung deinem Organismus zu überlassen, um jetzt eine neue Betrachtungsweise zu lernen. Denn das Problem war nicht, dass du dir zu viel gegönnt hast, sondern dass du dir viel zu wenig von dem gegönnt hast, was du *wirklich* wirklich brauchst. Denn in so vielen Situationen war das Essen nur ein Ersatz, eine Betäubung deines wirklichen Bedürfnisses. So hast du durch das Essen nie die Befriedigung bekommen, die du wolltest und die dir auch wirklich zusteht.

Denn wenn wir uns leer fühlen, wünschen wir uns Liebe, Ruhe, Sicherheit, Frieden, Freiheit und Geborgenheit, Freude,

Zufriedenheit, gute Gefühle. All das ist in dir, denn es ist Teil deines Wesens, deiner ursprünglichen Natur. Manchmal braucht der Körper auch etwas zu Essen, aber oft ist es die Seele, die bedürftig und ausgehungert ist.

Denk mal an Situationen, als du keine Lust auf Obst oder Gemüse hattest, sondern viel mehr auf fette, schwere oder süße Sachen. Da war es wohl kaum das Essen, was du wirklich wolltest. Höchstwahrscheinlich stand dahinter der Wunsch, deiner Seele – dir – etwas Gutes zu tun. Sei es um dich zu beruhigen, Unterstützung zu bekommen, Anerkennung, Versorgung oder dich zu belohnen. All das ist gut und richtig, denn der Wunsch, dir was Gutes zu tun, ist der Ausdruck von Liebe, ein Ausdruck der Liebe für dich selbst. Und es ist wichtig, dir das zu gönnen, was du wirklich brauchst.

Es ist Zeit, das anzuerkennen und zu schätzen, denn dann kannst du auch erkennen, dass du heute viel bessere Mittel besitzt, das zu erreichen, was du brauchst. Du bist dabei, einen besseren Ausdruck deiner Liebe und Fürsorge für dich zu finden.

Alleine dir Zeit zu lassen, dir Zeit für dich zu gönnen, ist eine wichtige Botschaft, ein Zeichen für deinen Körper und deine Seele, für deine Entschlossenheit, ein Zeichen, dass du bereit bist zu finden, was du wirklich brauchst.

Wozu dich mit Ersatz abgeben wenn du das, was du wirklich brauchst, einfach so haben kannst. Wir alle haben unsere Ängste, Sorgen, Ärger und das, was wir für unsere Schwächen halten. Oft versuchen wir das zu verdecken. Aber das ist nur die Oberfläche, und du kannst tiefer gehen, du kannst dahinter schauen und darüber hinweg.

Und darum geh jetzt noch tiefer, im Wissen, dass du ein sehr liebenswerter Mensch bist, erinnere dich an das Gefühl von Liebe, das nicht immer bewusst, aber tief drinnen immer gegenwärtig ist, frei von allen Umständen, allen Bedingungen, die wir immer daran knüpfen … dass eine bestimmte Person da sein müsste, bestimmte Worte sagen müsste, in einem besondern Tonfall und uns auf eine bestimmte Art anschauen, um uns ein Gefühl zu vermitteln, das sowieso schon in uns ist.

Diese Vorstellungen halten uns nur davon ab, das zu erhalten, was uns zusteht und was uns jederzeit offen steht. Bedingungslos einfach so geliebt werden ... bedingungslose Liebe erfahren ... Das ist ganz einfach – so, wie du einen Sinn für Schönheit besitzt, hast du auch einen Sinn für bedingungslose Liebe.

Du merkst, dass etwas schön ist, weil in die der Sinn für Harmonie und Schönheit ist. Etwas in dir sagt »Ahhhh«, denn du liebst Schönheit.

Denke an etwas wirklich Schönes und tauche in dieses Gefühl ein ... tauche ein ... mit allen Sinnen. Das Baden in guten Gefühlen ist ein solcher Genuss, dass deine Seele aufatmet. Hmmm ... im Bewusstsein völliger Geborgenheit, Geborgenheit, völliger Sicherheit, Sicherheit und Ruhe in dir, denn all das findest du in dir ... Nähe. All das steht dir zur Verfügung, und du kannst es durch deinen ganzen Körper fließen lassen ... Farben, Klang, Berührung, Licht ... lass es durch deine Seele fließen. Fühl dich wohl ...

(Längere Pause zum Nachspüren)

Jetzt sieh dich wieder in deiner Zukunft, sieh dein zukünftiges Spiegelbild, und schau, wie du aussehen wirst, wenn du dich gesund ernährst, wenn du dich natürlich ernährst, wenn du fit und ausgeglichen bist, voller Vertrauen ins Leben. Liebevoll und wundervoll in dir ruhend, voller überschäumender Freude und Lebenslust und Energie, und du weißt, dass du ein Recht hast, so auszusehen, erfüllt von heiterer Gelassenheit zu sein, glücklich und zufrieden in Einklang mit dir selbst. Strahlend und lebensfroh, eine Freude, dich anzuschauen. Andere werden den Kontakt mit dir umso mehr genießen. Sie werden vielleicht deine Disziplin bewundern, aber du weißt, es ist nur die Bereitschaft, dir etwas wirklich Gutes zu gönnen. Eine gute Figur zu machen, ist einfach nur ein Symbol dafür. Ist dir das nicht lieber als alles, was man essen könnte? Ein Anblick der dir sagt: Fühle dich wundervoll. Und du kannst in allem, in jeder Situation eine Gelegenheit wahrnehmen, dies auszudrücken. Wann immer du früher in Versuchung gekommen wärst ... Mach es dir bewusst, erkenn das wahre Bedürfnis dahinter.

(Längere Pause zum Hineinspüren)

Fühle an dieser Stelle die Anziehung des neuen Selbstbildes, denn das ist etwas, worauf du deine Lust konzentrieren kannst. Eine Vorstellung, die so reizvoll ist, ein Bild in dem du so natürlich aussiehst, so strahlend, fast als ob die Luft um dich herum funkeln und glänzen würde. Sieh, wie anziehend diese Person in deinem Bild ist, wie anmutig und in Harmonie. Sieh die Kraft ihrer Ausstrahlung und in jeder Bewegung. Fühle die Lebendigkeit in jedem Atemzug, und du kannst dich an diese Zukunft erinnern.

(Längere Pause, um dieses Bild deutlich entstehen zu lassen)

Wann immer du einen Kühlschrank siehst oder etwas Süßes, wird dieses Bild auftauchen. Willst du so sein?
   Denk an Situationen, in denen du früher Richtung Kühlschrank gegangen bist. Frage dich, was will ich wirklich? Wende dich jetzt stattdessen in Richtung Zukunft. Und fühle dich wundervoll bei dieser Vorstellung.
   Da geht es lang! Das will ich wirklich! Schau dich jetzt um, und sieh Gelegenheiten, dir selbst immer ähnlicher zu werden. Mehr Liebe, mehr Freude und mehr Spaß zu erleben und mit anderen zu teilen, frei zu sein und es zu genießen, von jetzt ab immer mehr und mehr ..... für immer, für immer.

Halte das Bild deiner zukünftigen Figur im Herzen, und drücke jetzt mit der rechten Hand den Daumen der linken Hand. Stell dir dabei vor, dass du dort im Daumen an der Stelle, an der du den Druck am stärksten spürst, dieses Bild speicherst, es unauslöschlich abbildest.

In Zukunft, wann immer du den Wunsch nach etwas Essbarem verspürst, berühre den Daumen in gleicher Weise, und rufe das Bild wieder ab. Du wirst feststellen, dass du nur noch dann etwas Essen wirst, wenn du wirklich Hunger hast – und nicht als Ersatz für andere Bedürfnisse.

Anhang

Tabelle: Glykämischer Index und Glykämische Last

Hoher glykämischer Index
= Blutzuckerspiegel erhöht sich schnell

Niedriger glykämischer Index
= Blutzuckerspiegel erhöht sich langsam

Obst/Gemüse	GI	GL	Obst/Gemüse	GI	GL
gekochte Karotten	85	4	Papaya	50	6
gekochte Saubohnen	80		Mango	40	7
Kürbis	75	4	Erbsen	50	2
Wassermelone	75	4	rote/grüne Bohnen	40	5
Ananas	65	6	Feigen	35	25
Rosinen	65	45	Äpfel	35	5
Dörrobst	65	40	übrige Bohnen/Erbsen	30	4
Rüben	65	10	übriges frisches Obst	10 – 30	5
Banane	60	16	Grapefruit	25	3
Honigmelone	60	4	frisches Gemüse	15	4
Sojabohnen	15	1	frische Aprikosen	15	5
Tomaten	< 15		Knoblauch/Zwiebeln	< 15	
Auberginen/ Zucchini	< 15				

Kartoffeln			Kartoffeln		
Bratkartoffeln	95	20	gebackene Kartoffeln	95	20
Pommes frites	95	30	Kartoffelpüree	90	12
Kartoffelchips	90	35	gekochte Kartoffeln	80	12
Pellkartoffeln	70	8			

Nüsse		
Erdnüsse	15	2
übrige Nüsse	15 – 30	3

Anhang 191

Hoher glykämischer Index
= Blutzuckerspiegel erhöht sich schnell

Niedriger glykämischer Index
= Blutzuckerspiegel erhöht sich langsam

Getreideprodukte	GI	GL
Cornflakes/Popcorn	85	70
Weißbrot (Fastfood)	85	45
Reismehl	85	35
Brezeln	85	55
Puffreis	85	70
weißer Reis	70	25
Weizenmehl	70	25
Weißbrot (Baguette)	70	25
Mischbrot	65	30
Gries / Nudeln	60	22

Getreideprodukte	GI	GL
Naturreis	50	15
Vollkornbrot	50	21
Pumpernickel	40	15
Haferflocken	40	15
Vollkornmüsli	40	25
Vollkornnudeln	40	20
Roggen	35	26
Quinoa	35	
Soja	15	
Amaranth	95	65

Milchprodukte		
Speiseeis	40	
Magermilch	30	

Milchprodukte		
übrige Milchprodukte	etwa 35	
Naturjogurt (ohne Zucker)	15	

Getränke		
Bier	110	
gezuckerte Fruchtsäfte	80	
frischer Gemüsesaft	15	

Getränke		
Limonaden	100	
frischer Fruchtsaft	40	

Süßes		
Traubenzucker	100	100
Haushaltszucker	75	70
Fruchteis	35	
Marmelade mit Fruchtzucker	30	
Bitterschokolade (70 Prozent Kakao)	20	

Süßes		
Honig	80	40
Schokolade	70	65
Kekse	70	60
Marmelade	60	30
Fruchtzucker	20	20
Agavennektar	10	10

Seminare

Die Autorin gibt Seminare im In- und Ausland zu den Themen:

Schüßlers Lebenssalze Die Teilnehmer lernen, Salzmangel zu erkennen, zu behandeln und zu deuten.
Metabolic-Balance® Seminar zur individuellen Stoffwechsel- und Gewichtsregulation, Ernährungsberatung.
Holistische Iridologie Die Teilnehmer lernen, die Zeichen des Auges auf allen Ebenen des Seins zu sehen, zu deuten und zu behandeln.
Patho- und Die Teilnehmer lernen die Zeichen
Psychophysiognomie des Gesichtes – sowohl was den Charakter und die Talente eines Menschen, als auch seine Krankheitsneigungen betrifft – zu sehen und zu deuten.

Alle Seminare sind für Laien wie für Fachleute geeignet.

Informationen über die Seminarangebote finden Sie im Internet unter www.vistarahaiduk.com und bei der Autorin direkt: Vistara H. Haiduk, Am Schafhaus 65, 71720 Oberstenfeld (bitte mit 1,44 € frankierten und an sich selbst adressierten A5-Rückumschlag beilegen).

Sollten Sie Interesse haben, ein Seminar für Vistara H. Haiduk zu organisieren, setzen Sie sich bitte unter haiduk@gmx.de mit der Autorin in Verbindung.

Bitte haben Sie dafür Verständnis, dass der Zeitaufwand für individuelle schriftliche Empfehlungen und Beratungen kostenpflichtig ist.

Bezugsquellen

Beim Kauf der Biomineralsalze empfehle ich Ihnen einen Preisvergleich. Die bekanntesten sind nicht immer die preisgünstigsten und besten. Pflüger Biomineral-Tabletten® und Schüßler-Salze anderer Hersteller sind homöopathische Arzneimittel, die es in Deutschland ausschließlich in der Apotheke gibt.

Pflüger Biomineral-Tabletten® werden nach den strengen Vorschriften des Homöopathischen Arzneibuches in Deutschland hergestellt, wobei Weizenstärke wegen des Glutengehaltes und des damit verbundenen Risikos allergischer Reaktionen durch Kartoffelstärke ersetzt wird. Somit sind alle Biomineral®-Produkte glutenfrei.

Literaturverzeichnis und Internetadressen

Castrian, Wilma, Lehrbuch der Psychophysiognomik, Karl F. Haug Verlag
Feichtinger, Thomas, Susana Niedan, Schüßlersalze kurz & bündig, Karl F. Haug Verlag
Haiduk, Vistara Heike, Gesund durch Schüßlersalze, Knaur Verlag
Hauser, Monika Helmke, Lichtkräfte unserer Nahrung, Hermann Bauer
Kaussner, Erwin, Kristallines Salz, Elixier der Jugend, Eviva Verlag
Kelder, Peter, Die »Fünf Tibeter«, Scherz Verlag
Müller, Manfred, Das Gesicht – Spiegel der Gesundheit. Visuelle Diagnostik, Ratgeber Ehrenwirt
Rieger, Dr. Berndt, Psychologische Schüßler-Salz-Therapie, Natura Med
Rieth, Werner, Das Yoga Abnehm-Buch, Nymphenburger Verlag

Interessante Internetadressen

www.vistarahaiduk.com
www.metabolic-balance.de
www.pflueger.de

www.p-jentschura.de
www.similie.de

Zur Autorin

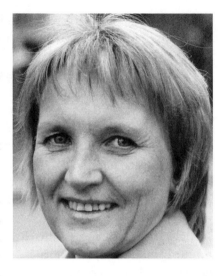

Vistara H. Haiduk wurde 1960 in Berlin geboren. Als technische Assistentin in der Medizin kam sie zunächst nach Essen. Dort begann sie als Lebens- und Gesundheitsberaterin bereits mit Schüßlersalzen zu arbeiten. 1996 legte Vistara H. Haiduk die Prüfung als Heilpraktikerin ab und praktiziert seit her in eigener Praxis. Seit 2004 lebt und arbeitet sie in Oberstenfeld (bei Ludwigsburg). Schwerpunktthemen in der Praxis sind neben den unterrichteten Gebieten Ernährungsberatung, psychotherapeutische und spirituelle Lebenshilfe und Schamanismus.

Darüber hinaus unterrichtet Vistara H. Haiduk seit 1995 freiberuflich die Themen Schüßlers Lebenssalze, Irisdiagnose, Patho- und Physiognomie für verschiedene Heilpraktikerschulen und für Firmen.

1999 erschien ihr erstes Buch im Knaur Verlag mit dem Titel »Gesund durch Schüßlersalze«, das 2004 vollständig überarbeitet und erweitert wurde.

Danksagung

An dieser Stelle möchte ich all den hilfreichen Geistern meine tiefe Dankbarkeit ausdrücken, ohne die dieses Buch vermutlich nicht entstanden wäre.

Herzlichen Dank an meinen Lebenspartner Manfred, der mir den Rücken freigehalten, mich in der Zeit des Schreibens unterstützt und ertragen hat und mir, trotz Termindruck, durch seinen Einsatz bei den Korrekturen und seine kritischen Fragen sehr geholfen hat, dieses Buch zu schreiben und die Informationen zu präzisieren.

Herzlichen Dank auch an die Firma Pflüger und das Metabolic-Balance®-Team, die mich mit hilfreichen Informationen versorgt haben.

Mein Dank gilt auch meiner Beraterin Eva, unter anderem für medizinische Angelegenheiten, die das Buch auf seine sachlich richtige Form geprüft hat, und meiner Tochter Yella, die die Ideen in Abbildungen umgesetzt hat.

Ein herzliches Danke an meine Lektorin Olivia Baerend, die mich mit der Idee »Schüßlersalze und Stoffwechsel« »überfallen« hat und so den Startschuss zum Schreiben des Buches gab, das ich schon einige Zeit erdacht, jedoch noch nicht zu Papier gebracht hatte.

Danke auch an all die Freunde, die meinen schöpferischen Rückzug akzeptierten, ohne es persönlich zu nehmen und an all die Teilnehmer meiner Seminare, die mich ermutigten, ein weiteres Buch über das Thema Schüßlersalze zu schreiben.

Stichwortverzeichnis

A
α-Zellen 26
Abhängigkeit 98
Abmagerungszeichen 100
Abneigung gegen Bewegung 118
Abszesse 97
Adipositas 17
Adrenalin 25
Aggressionen 93
Aggressionen, Neigung zu 69
Akutschmerzmittel 81
Alabasterton 96
Alaun 113
Allergien 68
Allergieneigung 108
Alterung, schnelle 116
Amalgam 87
Amylase 25
Anämie 71, 84, 108
Anerkennung 79
Angst 101
Angst vor Elend 117
Ängste, unbegründete 66
Anpassungsschwierigkeiten 66
antiallergisch 81
Antidepressivum 76
antiseptisch 76
antithrombotisch 81
Antlitzanalyse 55
Antriebslosigkeit 69
Apfelkur 166
Apfelmolke 166
Apfelsaft 166
Apfelsäure 165
Arteriosklerose 65
Arthritis 97
Artischockensaft 133
Asthma 82
Asthma, nervöses 102
Atem, fauliger 118
Aufstoßen, saures 88
Augen, tränende 84
Augen, trockene 84
Ausleitung von Giften 73
Ausscheidungen, brennende, ätzende 84
Ausscheidungen, honiggelbe 78
Autofahren 87
Autorität, Suche nach 112
Avocado-Kur 138

B
β-Zellen 26
Bandscheibenschäden 84

Bartekzeme 120
Basenbad 132
Bauchspeicheldrüse 78
Bauchspeicheldrüsensekret 20
Baustoffwechsel 12
Bedürfnis nach frischer Luft, starkes 79
Beine, schwere 91
Beine, unruhige 114
Belastungen durch Wasseradern 67
Bewegung 170
Bewegungen, stereotype 117
Bewegungsnaturell 40
Bindungen, feste 107
Bio-Software 11
Biochemie 54
Biomineralien 125
Birne 165
Blähungen 81
Blähungen, stinkende 91
Blamage 115
Blasenentzündungen 135
Blässe, grünliche 90
Blässe, zitronengelbe 90
bläulich-weiß 73
Blockaden 98
Blutarmut 84, 100
Blutdruck 104
Blutdruck, hoher 82, 84
Blutdruck, niedriger 76
Blutergüsse 97
Blutfettwerte 88
Blutungen 71
Blutvergiftung 76
Blutzuckeranstieg 157
Blutzuckerspiegel 32
Body Mass Index 14
Brennnesseltee 132
Broca 14

C
Calciumstoffwechsel 116
Chemikalien 124
Chlorophyll 157
Choleriker 89
Cholesterin 88
cholesterinsenkend 81
Cortisongaben 106
Couperose 73

D
3-Wochen-Kur 99
Dankbarkeit 86
Darm 73
Darmreinigung 165

Depressionen 77
Depressionen, religiöse 103
DGE 17
DHEA 27
Diäten 71
Doppelkinn 87
Doppellipidschicht 21
Dr. Wilhelm Schüßler 53
Drüsenentzündungen 73
Durchfall 91
Durchsetzungskraft, mangelnde 72
Durst 84

E
Echinacea-Präparate 135
Ehrgeiz 92
Eierstöcke 97
Eigensinn 95
Einfachzucker 157
Einschleichen 129
Eisbrecher 106
Eiter 94
Eiterungen 97
Eiweiß 76
Eiweißbildungsstoffwechsel 106
Eiweiße, tierische 68
Ektoderm 39
Ekzemen 85
Elastizität der Haut 95
Elektrosmog 67
Empfindungsnaturell 40
Entgiftungsmittel 73
Entoderm 39
Entschlackung 90
Enttäuschungen 89
Entzündungsphase, dritte 78
Ergrauen der Kopfhaare, frühzeitiges 87
Erkrankungen, chronische 79
Ermüdbarkeit, rasche 68
Ermüdung bei Sonneneinstrahlung 86
Ernährungsnaturell 40
Erregung 103
Erröten 81
Erschöpfung 76, 77, 103
Erstverschlimmerung 125
Essgewohnheiten 19
Fähigkeiten, kreative 98

F
Farbe, wachsweiße 67
Faserstoff 73
Fastenkuren 71

Fäulnisprodukte 76
Fersensporn 65
Festhalten 65
Fettbacken 87
Fette, Verseifung der 88
Fettleibigkeit 87
Fettsäuren 76
Fettsäuren, gesättigte 32
Fettsäuren, ungesättigte 32
Fettstoffwechsel 26
Fieber 71
Fieber bis 38,5°C 71
Fieber über 39°C 76
Fieberbäckchen 70
Fistelbildung 97
Flecken, hektische 81
Flexibilität, mangelnde 66
Fließschnupfen 84
Flüssigkeitshomöostase 25
Formenkreis, rheumatischer 106
Frustessen 76
Fülle, körperliche 74
Furunkel 97
Fußschweiß 94

G
Galle 78
Galleabflussstörungen 91
Gebärmutter 73
geben und nehmen 86
Gedächtnisverlust 103
Gelassenheit 71
Gelenkgeräusche 84
Gelenkrheuma 84
Geschlechtsorgane 114
Gewichtsprobleme 156
Gewichtsregulation 105
Gewichtsverlust trotz Heißhunger 109
Gewitter 120
Gicht 85
Ginseng-Präparate 135
Glanz, schleimiger 83
Glanz, wegwischbarer 93
Glaubersalz 90
Gliederschmerzen 94
Glucagon 26
Glykogen 17
Glykogenspeicher 12
Gonadocorticoide 25
gottverlassen 121
gräulich-braun 97
Grieskörnchen 73
Groll 80
Größenwahn 110
Grübeln, ständiges 77, 78
Grundumsatz 22

H
Haarausfall 114
Hals 73
Hämoglobin 32
Hämorrhoiden 65
Hände und Füße, juckende oder ständig kalte 84
Harmoniebedürfnis 95
Hassgefühle 108
Haut, grobporige 83
Haut, trockene 84
Haut, Veränderungen der 100
Hautjucken ohne erkennbaren Grund 79
Hautleiden 100
Hautpilz 91
HbA1c 31
HDL 32, 88
Heimweh 82
heiße 7 81
Heißhunger auf Gesalzenes 85
Heißhunger auf Mehlspeisen 90
Heißhunger auf pikante Speisen 70
Herpes Labiales 91
Herzbeschwerden 68
Herzenge 82
Herzkäppchen 116
Herzstolpern 82
Heuschnupfen 84, 120
Hexenschuss 68, 88, 111
Himalaya-Salz 124
Himalaya-Sole 125
Hoden 97
Homocystein 31
Hornhautbildung 65
Hunger auf Schokolade 82
Hungerattacken 93
Hungergefühle ohne Appetit, kaum stillbare 76
Hungergefühle, kaum stillbare 76
Hypoglykämie 28
Hypophyse 24

I
Ideale, hohe 105
Idealgewicht 14
Ideen, neue 96
Identitätsverlust 114
Immunsystem, Stimulation des 114
Impulsübertragung 116
Index, glykämischer 157
Insulin 26
Insulinfalle 28
Insulinspiegel 157
Irisdiagnose 37
Ischialgie 68, 88

J
Jojoeffekt 16

K
Kaffee 71
Kälteempfindlichkeit 84
Katalysator 97
Katastrophen 117
Keimblase 39
Keimblattlehre 39
Keuchhusten 82
Kieselsäure 94
Kinder, hyperaktive 121
Kinderkrankheiten 73
Kinderkrankheiten im Anfangsstadium, infektiöse 71
Kinderwunsch, unerfüllter 97
Klimakteriumsbeschwerden 82
Kloßgefühl 82
Knochenbau 68
Knorpelschäden 84
Kochsalz 84
Kohlensäure 87
Koliken 81
Koma, hyperglykämisches 26
Kommunikation 96
Kontrolle 101
Konzentrationsfähigkeit 68
Kopfschmerz 91
Kopfschmerz, pochender 104
Kopfschuppen 84
Körperausdünstungen 89
Körperfettgewebe 12
Körperliche Leistungsfähigkeit, Steigerung der 71
Kräfteverfall 106
Krebs 76
Krisensalz 98
Kuhmilchprodukte 68
Kummerspeck 79

L
Laboratorium A. Pflüger 129
Lachen oder Weinen, unwillkürliches 108
Lachfältchen 93
Lactatschwelle 23
Lähmungserscheinungen 76
Lampenfieber 82
Langeweile 119
Lärmempfindlichkeit 95
Last, glykämische 159
LDL 32, 88
Lebensveränderungen 117
Leber 78
Leberflecken 78
Lecithin 76

Leistungseinbrüche 96
Leistungsumsatz 23
Libido 104
Lichtbringer 83
Light 160
Light-Produkte 161
Lipase 25
Lipome 73
Lipoproteine 31
Lippenbläschen 84
LOGI Ernährungspyramide 17
Low-Fat 161
Luftzugempfindlichkeit 84
Lunge 73
Lymphe 88
Lymphknotenschwellung 88

M
Magen 73
Magensaftproduktion 21
Massage 77
Meditation 77
Mehrfach- und Vielfachzucker 157
Melancholie 103
Memory-Effekt 16
Menstruationsbeschwerden 81
mental entkrampfend 82
Mentalübungen 183
Mesoderm 39
Migräne 81
Milchfluss 73
Milchschorf 110
Milchzuckerunverträglichkeit 125
minderwertig 89
Mineralcorticoide 25
Mineralsalzlösung 139
Mitochondrien 76
Morgenmuffel 79
Mucin 84
Müdigkeit 79, 135
Müdigkeit, chronische 71
Mundgeruch 76
Musik 109
Muskelkater 71, 79
Muskelschmerzen 68
Muskelschwund 76
Muskelverhärtungen 123
Mutlosigkeit 77

N
nachts schlimmer 102
NACL 124
Nägel, brüchige 93
Nahrungsmittel, säurebildende 38
Namensgedächtnis 107

Nase 73
Natron 118
Naturelle 39
Nervensystem 102
Nervensystem, vegetatives 113
Nervosität 102
Neuralgien 88
Neurodermitis 91, 120
Neutralisationsmittel 87
Niedergeschlagenheit 117
Niere 73
Nikotinentwöhnung 84
Noradrenalin 25
Normalgewicht 77
Novemberdepression 105
Nr. 01 Calcium fluoratum D12 64
Nr. 02 Calcium phosphoricum D6 67, 69
Nr. 03 Ferrum phosphoricum D12 70
Nr. 04 Kalium chloratum D6 73
Nr. 05 Kalium phosphoricum D6 75
Nr. 06 Kalium sulfuricum D6 78
Nr. 07 Magnesium phosphoricum D6 81
Nr. 08 Natrium chloratum D6 83
Nr. 09 Natrium phosphoricum D6 87
Nr. 10 Natrium sulfuricum D6 90
Nr. 11 Silicea D 12 93
Nr. 12 Calcium sulfuricum D6 96
Nr. 13 Kalium arsenicum D6 100, 101
Nr. 14 Kalium bromatum D6 102
Nr. 15 Kalium jodatum D6 104
Nr. 16 Lithium chloratum D6 106
Nr. 17 Manganum sulfuricum D6 107
Nr. 18 Calcium sulfuratum D6 109, 110
Nr. 19 Cuprum arsenicosum D6 111
Nr. 20 Kalium aluminium sulfuricum D6 112
Nr. 21 Zincum chloratum D6 114
Nr. 22 Calcium carbonicum D6 116

Nr. 23 Natrium bicarbonicum D6 118
Nr. 24 Arsenicum jodatum D6 120

O
Oberlippe, grau 75
Ödeme 84
Ohnmachtsanfälle 111
Ohren, rote 81
Ohrenklingen 106
Ohrgeräusche 65
Olivenöl 138
Opfer 75
Ordnungssinn 101
Organsenkungen 65
Organverschiebungen 94
Osteoporose 27, 68

P
Parasympathikus 19
Parodontose 76
Perfektionist 92
Physiognomie 39
Pigmentstörungen 78
Pilzbefall des Darms 79
Plattfüße 65
Platzangst 77
Prostata 73
Protease 25
Prüfungsangst 82
Psoriasis 79, 91
Pupillen, pulsierende 102
Pykniker 116

R
Rachenring 120
Radfahren 169
Räuspern 104
Rekonvaleszenz 68
Rheuma 85
Ringe um die Augen, braune 78
Ringe, blaue 118
Rohkost 93
Rollenspiel 83
Rotwein 72
Routine 101
Runzeln 94

S
Salz, alkalisches 87
Sarkasmus 108
Säuglinge 128
Säure 36
Säure-Basen-Haushalt 87
Schatten, bläulich schwarze 70
Schilddrüse 68

Schilddrüsenhormon 24
Schlafcocktail 82
Schlaflosigkeit 72
Schlafstörungen 68
Schleimhaut, trockene 84
Schleimhäute 73
Schlottergelenke 65
Schmerz, klopfender, pochender 71
Schmerz, plötzlich einschießender 81
Schmerzen in Kreuz- und Steißbein 104
Schmetterling 90
Schmetterlingsröte 114
Schnittverletzungen 113
Schokolade 71
Schreckhaftigkeit 95
Schrotschussmethode 128
Schuldgefühle 115
Schuppenflechte 79
Schutzbedürfnis 117
Schwäche, große 127
Schwächezustände, allgemeine 71
Schwangerschaft 71
Schwangerschaftserbrechen 111
Schweißausbrüche 83
Schweißausbrüche, nervöse 68
Schwerhörigkeit 73
Schwermetallbelastungen 87
Schwindel 106
Schwitzen, übermäßiges 84
Sehen, verschwommenes 106
Sehnenscheidenentzündung 73
Sekrete, exokrine 25
Senkfüße 65
Sensibilität 74
Skoliose 68
Sodbrennen 88
Sommersprossen 78
Sonnenbrand 71, 84
Sonneneinstrahlung 120
Sonnenunverträglichkeit 71
Speicheldrüsen 21
Speisekombinationen, extravagante 118

Sportarten, zehrende 76
Spreizfüße 65
Spurenelement Zink 115
Stärke 157
Steinbildung 88
Steinsalz 124
Sterilität 108
Stimmungsschwankungen 77
Stockschnupfen 84
Stoffwechsel 22
Stress 67
Sturheit 66
Sucht 98
Suizidgedanken 101
Süßstoff 160
Syndrom, metabolisches 29

T
Tagesmüdigkeit 86
Taubheit der Zunge 101
Taubheitsgefühl 68
Tee 71
Theobromin 71
Trägheit 69
Traubenzucker 157
Triglyceride 88
Triglyceriden 27
Tuberkulose 120

U
Überbein 65
Überbeine 94
Überforderung 76
Übersäuerung 36, 88
Umwelteinflüsse 72
Unruhe 72
unverstanden 98
Urapfel 163

V
Veränderungen, braune 78
Verantwortung 75
Verbissenheit 66
Verbrennungen 84
Verbrennungen (in Verbindung mit Nr. 8) 71
Verdauung 91
Verdauungsbeschwerden 100
Verdauungsenzyme 25

Vergesslichkeit 77, 117
Vergiftungen 110
Vergiftungen mit metallischen Giften 84
Verhaltensregeln 112
Verkalkung 123
Verkrampfung 68
Verlangen nach süßen Getränken 90
Verschlossenheit 66
Verschwörungen 103
Verstauchung 71
verteidigen, sich 112
Vertrauen 70
Vitamin C 164
Vitiligo 73
Völlegefühl im Kopf 106
Vorbeugung bei Grippe 91
Vorschriften, Fixierung auf 112

W
Wadenkrämpfe 81, 111
Wahnvorstellungen 103
Wankelmütigkeit 95
Wasser 155
Wasseransammlungen, vor allem in Beinen oder Händen 84
Wassermangel 85
Weißdorn 137
Weißfleckkrankheit 73
Wendehals 103
Wetterempfindlichkeit 68
Widerstandsfähigkeit 94
Willenskraft 114
Wohlstandserkrankungen 13
Workoholic 66
Wortfindungsstörungen 95
Wunden 71
Würfelfältchen 64

Z
Zerschlagenheit 79
Zuckerersatz 160
Zugluft 120
Zungenbläschen 84
Zustände, akute 127
Zustände, chronische 127